JN135938

超すぐやる!

作業療法士
菅原洋平

「仕事の処理速度」を上げる
〝科学的な〟方法

文響社

はじめに

「なんか、**毎日振り回されている感じ**です」

「やたら**忙しいばっかりで、でもたいして何も進まない**んですよ。いったい何をしていたのか……」

「もう、自分の**脳を取り出して洗濯機にかけたい**くらいです」


私が外来を担当するクリニックには、今日もこのような相談が寄せられています。

「調べていたら、この方法がよいと言う人もいれば悪いと言う人もいて、何を信用していいか、わからなくなりました」

「打ち合わせの資料は昨日のうちに準備しておいたのに、会社を出るときに話しかけられて気がそれたのか、うっかり置き忘れてしまって焦りました。こんなことばっかりなんです」

「何をやらなければいけないかは頭ではわかっているんですけど、どうしても目の前の誘惑に負けてしまうんです。結局だらだら過ごして、罪悪感ばっかりです」

こんな相談の後、冒頭のセリフが続くのです。

そんな方々に、

「何に振り回されているのでしょう?」

と問いかけても、はっきりした答えは返ってきません。

本書は、そんな方々のための1冊です。テーマは、「身の回りにあふれる情報の上手な扱い方」「情報との賢い付き合い方」です。

情報を正確につかみ、必要な情報同士をつなぎ合わせ、すぐに行動する。アウトプットする。不要な情報を捨て、また新しい情報をインプットする。現代の働き方では、**情報をどれだけ有効に活用できるかが、仕事の成功を左右する**といえます。そんな社会を生きる私たちは、情報を扱う能力が、向上していっている、はず、なのですが……。

冒頭のような悩みを持つ人は、情報と脳との関係性において、ある共通した課題を抱えているのです。

「脳科学」と「現場での経験知」であなたの行動力が上がる

私は、作業療法士というリハビリテーションの専門職をしています。病気や事故で脳に損傷を負ってしまった人たちが、再び生活をしていくために、失った能力を回復させたり、別の能力で代行できるようにするのが私の仕事です。

損傷を負った脳を回復させる方法は、健康な人たちが、毎日をより充実させることに応用できます。損傷を負っていても健康でも、扱うのは「脳」という同じ臓器です。

このような視点から、私は現在、クリニックで、働く人たちの相談を受けながら、企業に出向き、脳や身体のしくみを使って働き方改革や健康経営を推進する事業をしています。

働く人たちの現場からは、実に様々な質問や相談が挙がってきます。個人的な悩み事もあれば、職場単位で改善しなければならないこともあります。

それらを、**人間に本来備わっている機能にいったん置き換えて捉え直し、無理なく実行できる解決方法を見出していく**のです。

「地頭のよさ」は、「ワーキングメモリ」が決めていた!

さて、冒頭でご紹介したいくつかの相談を、さっそく、人間本来の機能に置き換えて考えてみましょう。

情報の取捨選択のエラー、うっかりミス、優先順位のつけ間違い……実はこれらは、脳のある1つの機能によって起こっているものです。その正体は、ずばり**「ワーキングメモリ」**です。

「メモリ」という言葉の通り、「ワーキングメモリ」は一種の記憶力です。最近は書籍やテレビなどでも使われることが増えてきていますから、聞いたことのある人も多いかもしれません。

ただ、この「ワーキングメモリ」は、アイドルグループのメンバー全員の名前を言えるとか、小学校の頃のことを詳細に覚えているといった、いわゆる「記憶力（短期記憶、長期記憶）」とは異なります。

たとえば複数のプロジェクトを同時に進行させているときに、「このプロジェクトのこの仕事が終わったら、あのプロジェクトのここをやろう」と思い出す力。

手元の作業に集中しながら、同時に急ぎのメールを返信する力。

これからつくる資料について考えながら、上司から別の仕事の指示を聞いているときに働く力。

これらの、**「必要な情報をいったん頭の中に置いておいて、使いやすいように加工し、その情報を使う場面になったら取り出せる記憶」**が、ワーキングメモリです。

この能力は、仕事中だけでなく、日常生活でも働き続けています。

テレビを見ながら家族と話をしているとき、キッチンで煮物をつくりながら洗濯物を干しているとき、ウィンドーショッピングをしながら目的地に向かっているとき、読書中に本に出てくる単語の意味を調べるとき……。このような何気ない瞬間にも、私たちは「情報」を一時的に脳に貯め、処理をして……ということをくり返していま す。

そして、この**「情報」が容量オーバーなほどに増え、「貯めきれない」「処理しきれない」ということが起きている**から、冒頭のような悩みが起こってしまうのです。

「ワーキングメモリ」のトレーニングが、成功に直結する理由

いまやこのワーキングメモリの重要性は、従来の「記憶力」——短期記憶や長期記憶を上回るレベルにまで高まっています。

というのも、従来の記憶力は、スマホやパソコンをはじめとする様々な外部記憶装

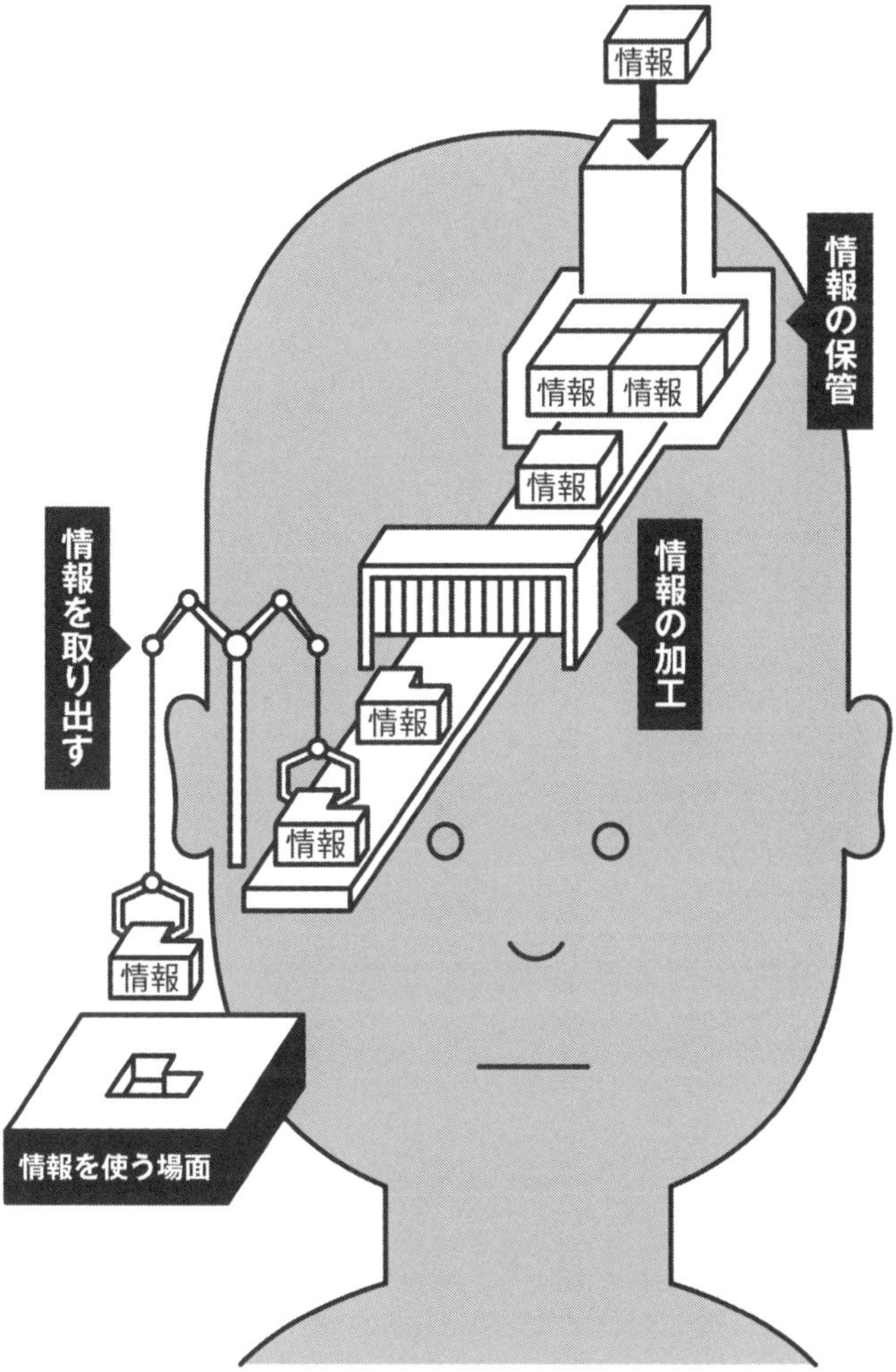

あなたの行動力を上げるワーキングメモリとは？

置が補ってくれるからです。何かが思い出せないときは、その都度《つど》、検索すればいい。そのため、従来の記憶力のよさや知識の量は、それほど重視されなくなっています。

それよりも、**目の前を通り過ぎていく無数の「情報」を使いこなし、恩恵を得る能力**が、今の日本人には求められているのです。


社会がこのように変化しているにもかかわらず、多くの人はまだ、脳の使い方を変えられていません。それで、情報をうまく使いこなせていないのです。

そのために「便利になった」と感じているのに実際には能率が下がっていたり、ムダなストレスを抱えたりしているのですが、そのことにもまだ気づいていません。

「ワーキングメモリを使いこなしている人」と「使いこなしていない人」の差は、拡大するばかりなのです。

さらに悪いことに、情報を使いこなせていない人ほど、この格差に気づいていません。情報の扱い方は、その技術の差が目に見えないので気がつかず、ただ生活しているだけで、どんどん差が広がってしまいます。なんとなく情報化社会になり、なんとなく合わせて生活していた結果が、今、無数の相談事となって表面化しているのです。

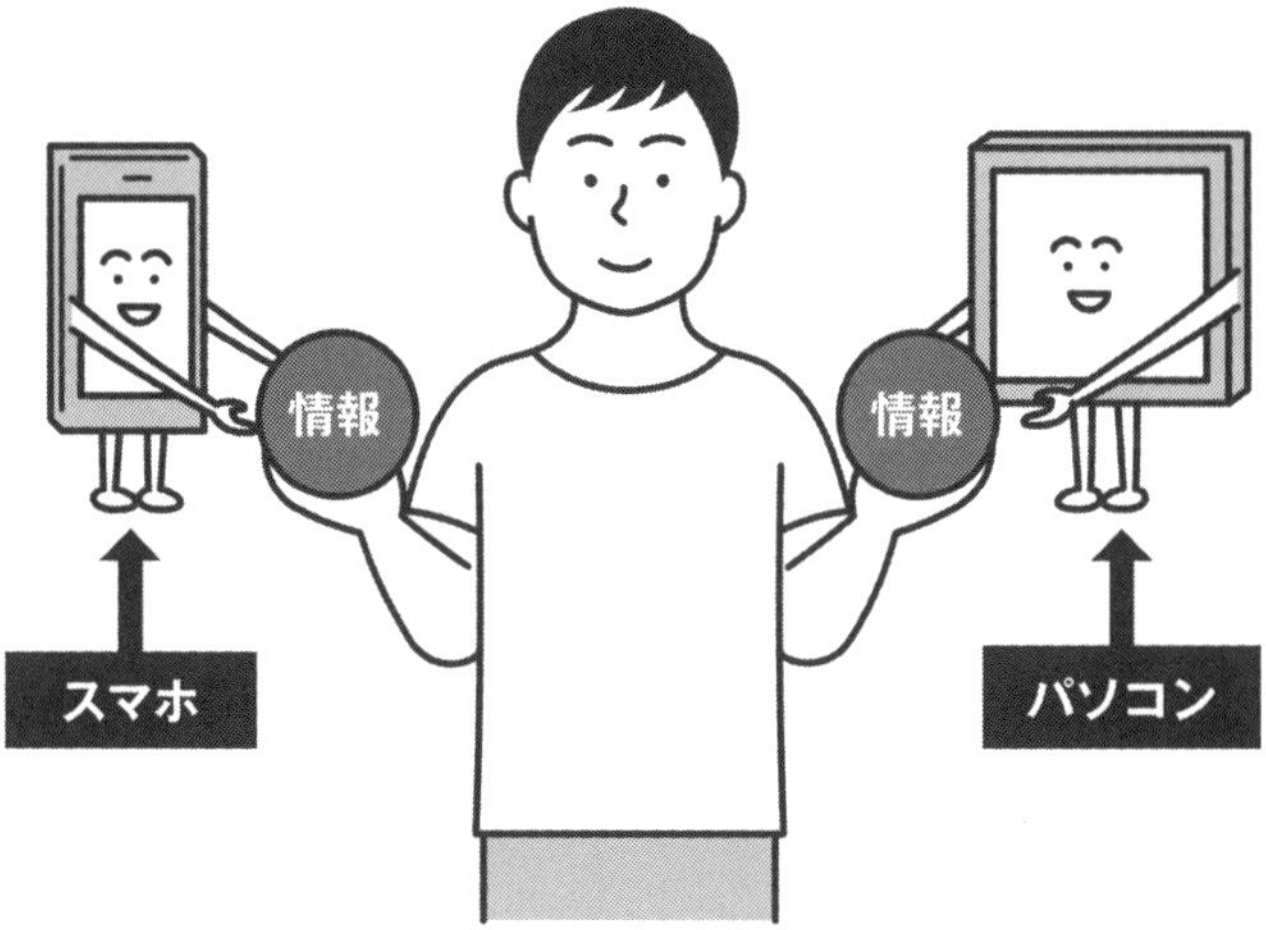

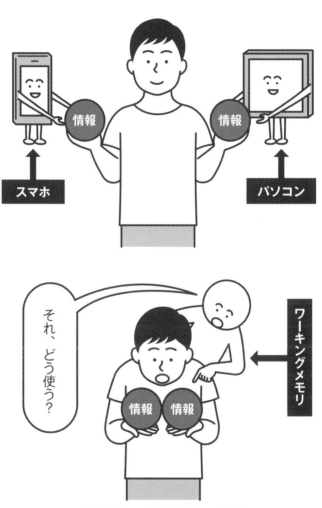

「情報を使いこなす力」を身につけよう

もし、冒頭の悩み事の中に、あなたも共感できるものがあったならば、それは**「情報の扱い方とワーキングメモリをトレーニングすることで行動力や仕事の能率を上げられる」**というサインです。

これから脳の「情報処理」の能力をぐんと高めて、仕事を、日常生活をよりよくしていきましょう。

本書で鍛えられる「あなたの実力」一覧

それでは、本書で取り組むワーキングメモリのトレーニングを見ていきます。

1章 効率のよいマルチタスクとは？

「やることがたくさんありすぎて、何から手をつけたらいいのか

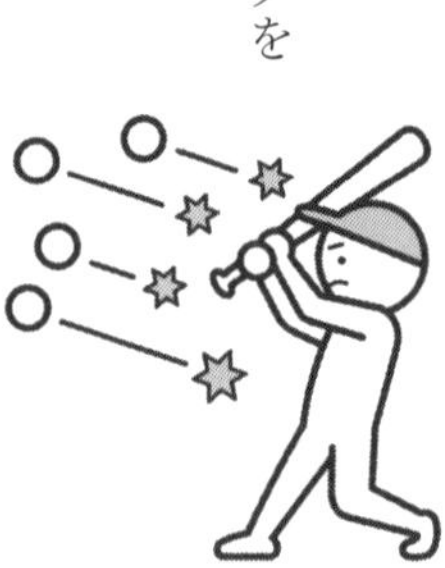

わからない」といういわゆる「マルチタスク状態」への対策をお話しします。

本シリーズの第1巻『すぐやる！「行動力」を高める〝科学的な〟方法』でもお話ししたとおり、私たちの**脳は、そもそもマルチタスクができません**。脳のこのような特性を踏まえたうえで、次々と湧いてくる仕事をこなす方法を身につけましょう。

2章 時間管理スキルを上げる

よく私たちは、何かができない理由に「忙しいから」と言います。では、たっぷり時間があると、はかどるのでしょうか？

いえいえ、かえってだらだら過ごしてしまって、結局最後に急いで作業をした、なんて経験があるかもしれません。

脳がどのように時間を捉え、仕事の配分をしているのかを知って、時間を有効に活用するトレーニングをしましょう。

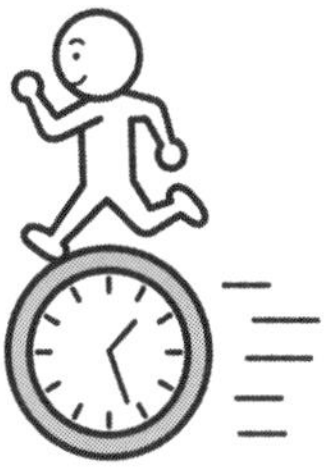

3章 「見落とし」を徹底的に防ぐには？

3章では、見落としによるミスを防ぎます。

「探し物を探すと見つからないのに、探すのをやめると見つかる。しかも目の前にあった」

こんな「見落とし」によるミスのしくみを知り、脳が見間違いを起こす場面をうまく避ける力を鍛えましょう。

さらに一歩進んで、「脳の間違い」を意識的に発見するトレーニングもしていきます。

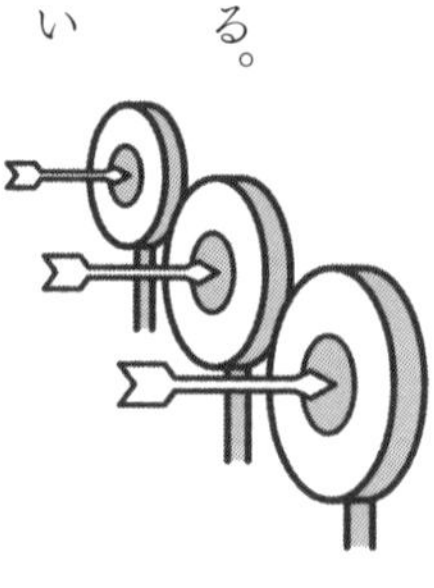

4章 忙しい人のための効率のよい学習法

4章では、時間のない社会人が効率よく学習するための方法を、脳についての最新研究から見つけていきます。

学生時代の勉強法とは異なる社会人なりの勉強法が、「何歳になっても学び続けたい」と願う方をサポートします。

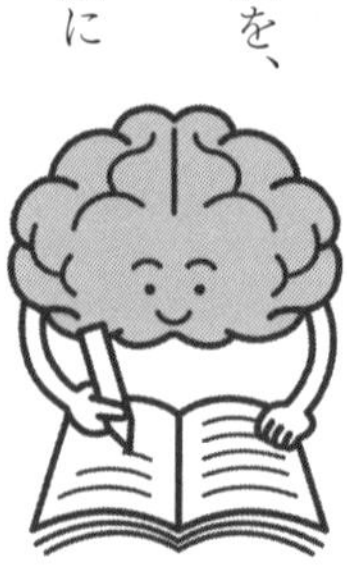

5章 継続力を高め、飽きっぽさを解消する

何をしてもすぐにつまらなくなって飽きてしまう。その原因は、飽きっぽい性格ではなく、脳の状態にあります。

すぐに満足を得ようとするとワーキングメモリが低下して、それが続くと「待てない脳」「飽きっぽい脳」になるのです。

情報のスピードが速い今の世の中に合った対策で、「没頭できる脳」をつくりましょう。

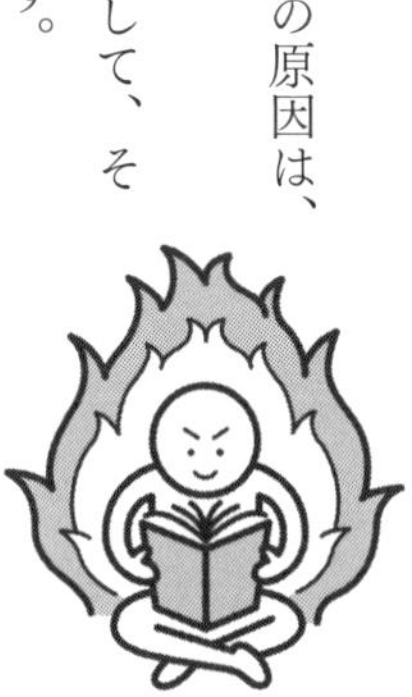

6章 「後悔しない、よい選択」を脳にさせる方法

最終章では、「自分が満足できる選択をする力」を扱います。

「口コミやレビューを見れば見るほど決められなくなる」

「決めたことを後悔する」

といった状況を防ぐためのトレーニングです。世の中のスピードに振り回されず、情報を能動的に扱えるようになりましょう。

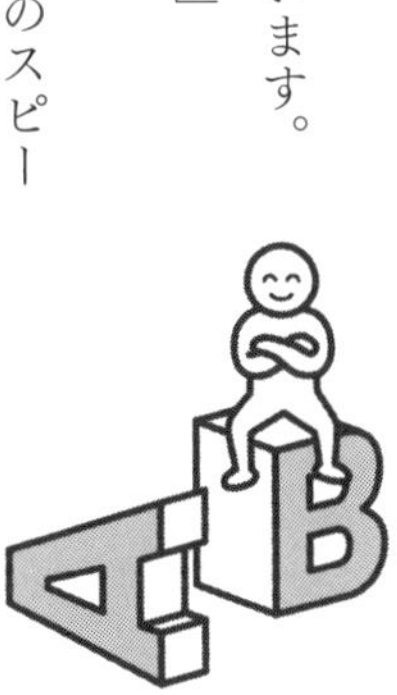

「今すぐ」始めよう！　効果的に脳の力を引き出すトレーニング

研究の分野で「ワーキングメモリのトレーニング」というと、パソコンを使ったプログラムを一定期間、実験室で行なう方法が一般的で、このようなトレーニングの効果はすでに科学的に立証されています。

ですが、本書ではそのような実験室でのトレーニングではなく、**毎日、普通に生活しているだけで、ワーキングメモリが鍛えられる、**という形を目指します。日常生活そのものをトレーニングの材料とするわけです。ですから、誰でも思い立った日から、すぐに実践することができます。

また、これまでにこのトレーニングを行なって、実際に行動が変わり、仕事やプライベートで充実感を得られた方々の事例も紹介していきます。自分の人生をよりよく変えるための一助として、あなたにもご活用いただければ幸いです。

それではさっそく、**脳のワーキングメモリの力を鍛え、毎日をより豊かにしていきましょう。**

Contents

はじめに

序章　本書で鍛えるべき「ワーキングメモリ」とは

1章 効率のよいマルチタスクとは？

2章 時間管理スキルを上げる

3章 「見落とし」を徹底的に防ぐには？

4章 忙しい人のための効率のよい学習法

5章 継続力を高め、飽きっぽさを解消する

6章 「後悔しない、よい選択」を脳にさせる方法

簡単エクササイズ

序章

本書で鍛えるべき「ワーキングメモリ」とは

なぜ、今ワーキングメモリが重要なのか？

２０１７年に**「睡眠負債が危ない」**という番組がＮＨＫで放映されました。その年、「睡眠負債」という用語は、流行語大賞にノミネートされたので、記憶にある方も多いかもしれません。

このとき、私が外来を担当するクリニックには、こんな患者さんが急増しました。

「毎日5時間しか眠っていないのですが、このままだと死んでしまうのでしょうか」

「夜中に起きてしまうので、このままだと病気になってしまうのではないか、と不安です」

これらの人たちは、医学的に睡眠に問題があったわけではありません。それにもかかわらず、この番組を観て不安になり、たくさんの方が来院したのです。

ある情報を得たことで、それまでは何とも思っていなかったことが気になって不安になり、何も手につかなくなる。

その不安を解消するために商品やサービスを探してそれにお金を費やす。

世の中のこんなしくみを肌で感じたエピソードです。

「高い記憶力」こそが、私たちを情報で振り回す「犯人」だった!?

もちろん、テレビで紹介された情報が誤っているわけではありません。一方で、ごく一部の現象を切り取ったものであることも確かです。ところが、多くの方は**何らかの情報に触れたとたんに、「それがすべてである」と勘違いして不安になる。これが不安と消費の連鎖を生み出しています。**

このような、断片的な情報を「すべて」として扱うのが、**「短期記憶」**という脳の働きです。短期記憶は覚えたものをそのまま思い出す力のことで、「間違いなく思い

出せる＝記憶力が高い」ということになります。そこには、
「なぜそれを覚える必要があるのか」
「思い出したことで何ができるのか」
といった目的はありません。それで、先ほどのような短絡的ともいえる判断が導かれたわけです。

それに対して、情報をあくまで「全体の一部」として扱うのが、本書がテーマにする**「ワーキングメモリ」**です。**何かを覚えたり思い出したりすることの先には、別の目的があります。**

覚えたり思い出したりすることで、思い通りに物事を運ぶことができた。それによって作業をよりスムーズに行なえた。こんな結果が得られれば、覚えたときと思い出したときが一言一句同じかどうかは関係ありません。

ワーキングメモリは、それを上手に働かせることで、短期記憶による勘違いを防ぐことができます。つまり、**断片的な情報を「それがすべてだ」と勘違いしてムダな不**

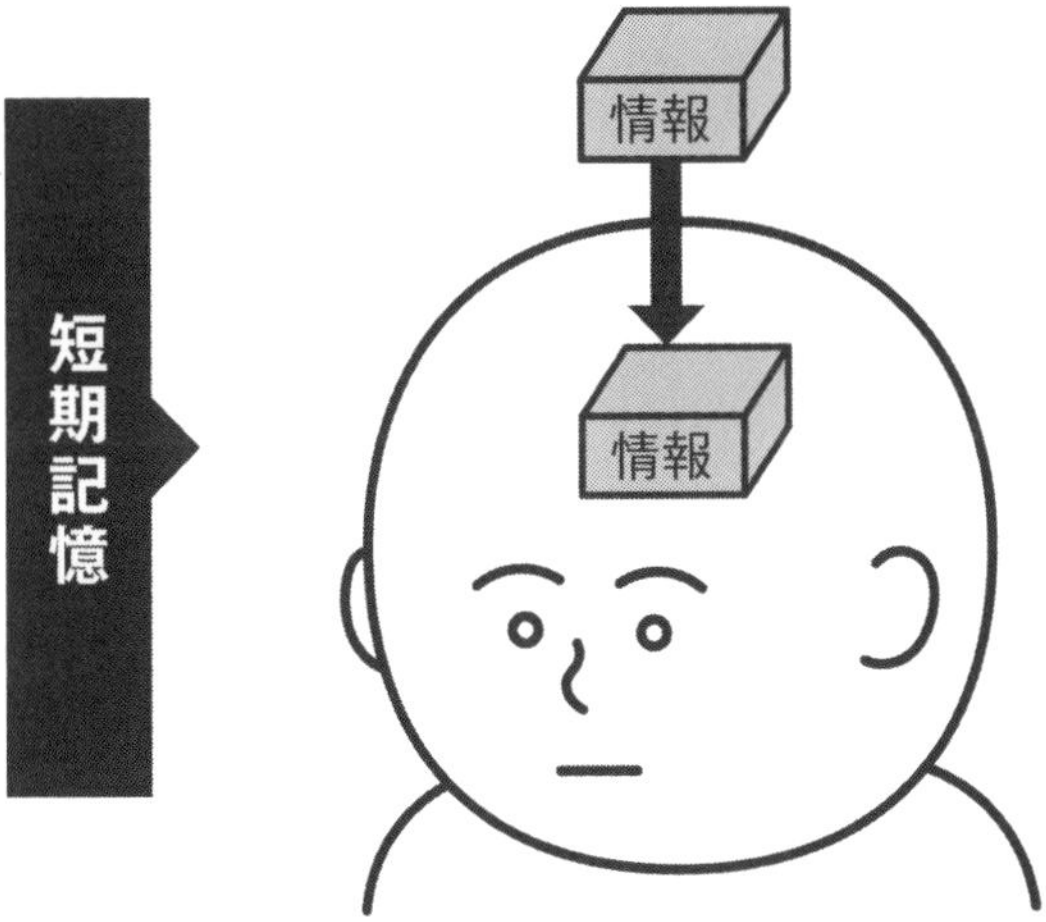

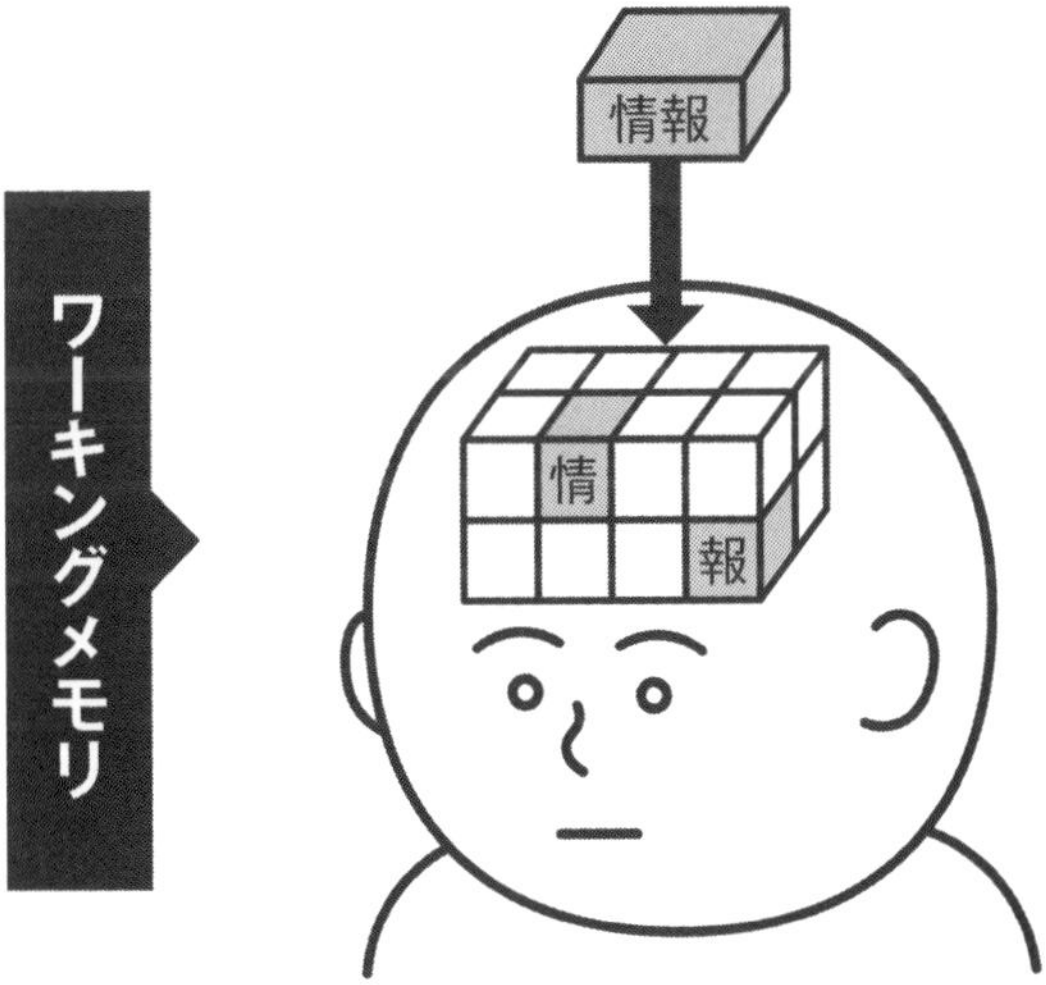

ワーキングメモリの能力で、「単なる情報」が「使える知識」に!

安や焦りにさいなまれることを防ぎ、自分の目的に向かって行動することを可能にします。

こんな力こそが、今、私たちに求められている能力であり、本書で私たちが鍛えようとしているものなのです。

ワーキングメモリの3つのプロセス

ここで、職場のある一場面を想像してみてください。

その日は、午後に打ち合わせの予定があります。そこであなたは、朝一番にその資料を用意して、打ち合わせまでは別の作業をしていました。打ち合わせ時間になって向かおうとしたら、直前にしていた作業の中にも、打ち合わせに使えるデータが見つかりました。そこで打ち合わせ中にその話題も加えてみたら、場はおおいに盛り上がり、予想以上に議論を進めることができました。

このような感じで、歯車がかみ合うように、別々の仕事内容がうまくつながって発展していった、という経験はありませんか？

ワーキングメモリが実力を発揮するのは、まさにこのようなシチュエーションです。

ワーキングメモリの役割①情報をすぐ使える状態でストックする

> 打ち合わせまでに必要な資料を準備しておきつつ、今は目の前の別の作業をして、時間になったらその資料を持って臨んだ。

「覚えて→思い出す」という間に他の仕事を進行でき、しかも適宜、場面に合わせて必要なことを思い出せる。この**「情報をすぐに使える状態でストックしておく」というのが、ワーキングメモリの1つめの能力**です。

ただし「ストックする（貯める）」といっても、紙に文字を印刷するように、一度刷り込んだらおしまい、というわけではありません。脳の中では神経細胞による電気活動が保たれ続け、それによって記憶が維持されるのです。

記憶も、車のバッテリーのように、放置しておくと活動が弱くなってしまうので、定期的にエンジンをかけて、充電する必要があります。

「打ち合わせに臨む」「作業を進める」「データを集める」などの目的がいつも頭の片隅にあること。そして、エンジンをかけてバッテリーを充電するように、この記憶に定期的にアクセスして神経細胞を発火させること。この2つの働きによって情報をアクティブに（＝すぐに使える状態で）保存することができるのです。

ワーキングメモリの役割②ストックした情報を加工してつなげる

資料を用意した後、別の作業をしていたら、その作業の中にも打ち合わせに使えるデータを見つけられた。

このとき、あなたは打ち合わせのことを軽く脳に留めておきつつ、新しい作業をしています。

このように、打ち合わせと新しい作業といった**「異なる仕事を、互いに結びつけ、**

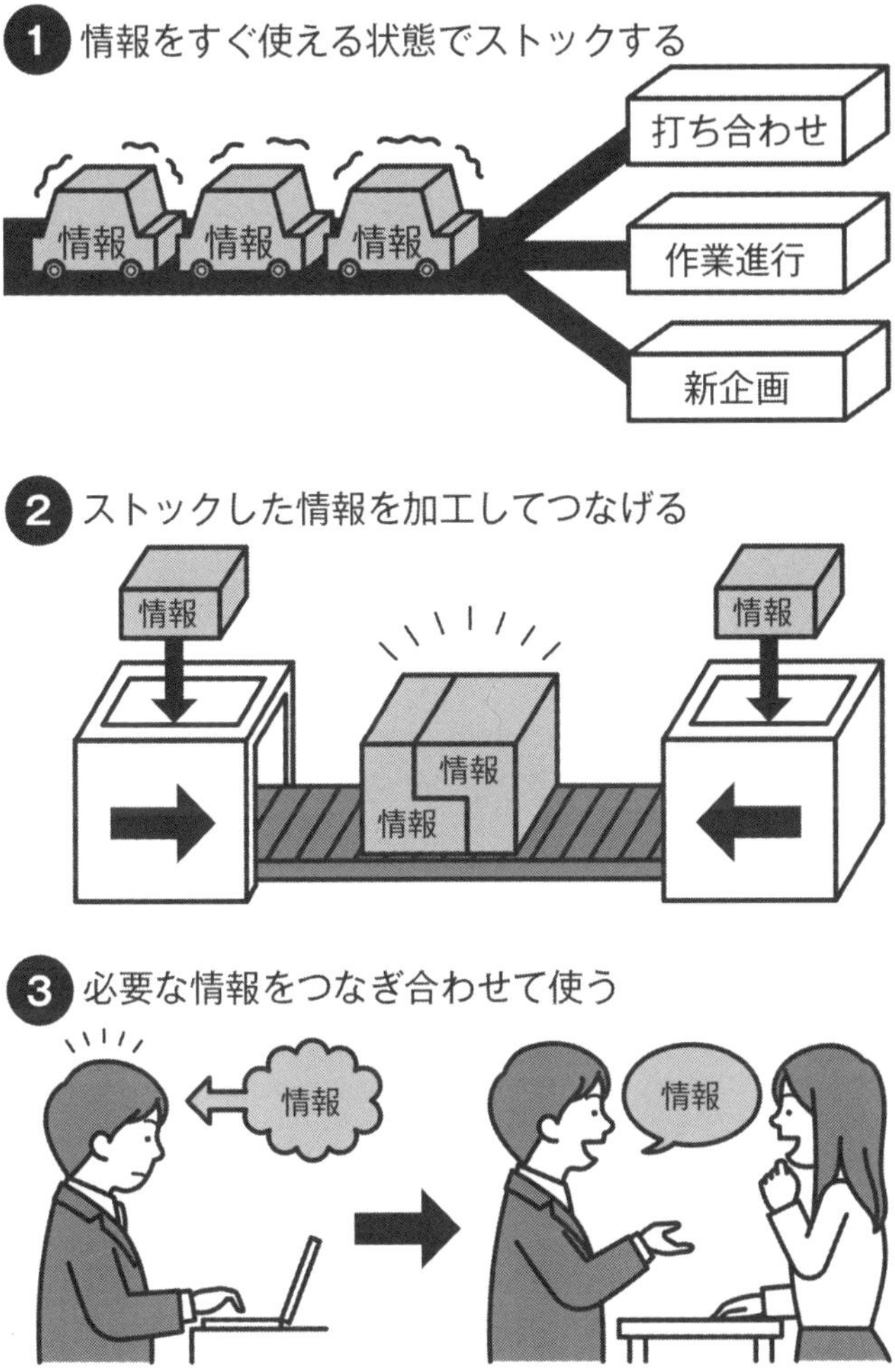

ワーキングメモリの3つの役割

発展させられる形に加工する」というのが、ワーキングメモリの2つめの能力です。

情報は、脳の中でそのままの状態で貯蔵されているわけではありません。操作や処理が加えられて、新しい情報に置き換えられていくのです。

ワーキングメモリの役割③必要な情報をつなぎ合わせて使う

> 作業の中から拾い上げたデータを、打ち合わせで効果的に使うことができた。

この**「加工された情報を効果的に使う」というのが、ワーキングメモリの3つめの能力**です。

ワーキングメモリの能力の高い人は、効果的な情報を説得力のある形で提示することができ、新しい価値を生み出していくことができます。

この3つの過程がうまくいくようにトレーニングできれば、情報をうまく扱うことができるわけです。

「ワーキングメモリ」と「普通の記憶」の違いとは？

このように、ワーキングメモリは、「貯める→つなぐ→使う」という3つの能力から成り立っています。

このような脳の働きは、前述のような「資料づくり」「作業」といった具体的な行動だけでなく、**その人が日頃から持っている「意識（＝こうしよう、と思う気持ち）」とも作用しあっています。**

ここでは、先日、睡眠マネジメント研修をご依頼いただいた、人事部のAさんの例をご紹介します。

Aさんは、私への研修依頼について、次のようにお話しされました。

> 「これまで、社員の健康増進として、食事や運動の研修やストレス対策の研修を企画してきました。ずいぶんいろいろな情報を調べて、睡眠についても調べまし

た。ただ、よく眠ることが重要だというのはわかるのですが、実際に研修を企画して社員が集まるのかは疑問でした」

これが「ストック」の段階です。Aさんは、睡眠の情報を健康増進に関することとして貯蔵していました。

「そんなとき、雑誌で『睡眠で生産性が上がる』みたいな記事を見て、ちょっと興味を持ちました。たしかに、寝不足だと生産性は上がらないなと」

「生産性」という新しいキーワードを仕入れたことで、Aさんの脳内では、「眠れない人がぐっすり眠れるようになる↓よく眠れると仕事がはかどる」という、情報を加工してつなげるプロセスが生じました。

「最近、働き方改革として残業を減らす取り組みをしているのですが、若手の社員にもっと働きたいと言われました。仕事時間を減らす取り組みと、もっと働きたいという要望を両立させるのにはどうすればいいか、と考えていたら、効率よく働くことに睡眠が関係するのかも、と思い当たりました。
これまで残業時間を削ろうという声掛けだけで、仕事を充実させるための取り組みとはいえなかったので、睡眠が使えるかも、と思って。まず人事部の周囲の人間に話してみたら、睡眠に関する話はたくさん出てきたので、これはいけるかなと」

Aさんは、若手社員に「もっと働きたい」と言われたことで、「睡眠」「生産性」「残業削減」を結びつけ、「働き方改革の研修として、睡眠マネジメントを実施してみよう」という考えに至りました。

Aさんは、日頃から「人事研修の企画を立てよう」という思いが頭の片隅にあったのでしょう。そのため、**それぞれ関係のないように見える情報同士を結びつけ、新しい研修企画を立てることができた、**というわけです。

このような3つの過程が、学校教育で求められるような「記憶」——単語を覚えて思い出すようなテストとはまったく異なる脳の働きであることは、もうおわかりでしょう。

たくさんの単語を覚えれば、その単語自体を問われたときには正確に答えることができます。ですから、ペーパーテストでは好成績がとれるかもしれません。でも、いざ日常生活の場に出てみると、そのような「記憶力」が求められる場面はほとんどありません。

覚えた記憶を、どう加工し、何とつなげ、いつ使用するか。来たるべきチャンスに向けて脳内の記憶をどう操作して、どう情報を活用するか。

私たちが前に進んでいくための記憶機能が、この一連のワーキングメモリなのです。

あなたのワーキングメモリの容量は大丈夫？
――試しに測ってみよう

ここまでご紹介した「ワーキングメモリ」ですが、**その容量は人によって異なります。**また、同じ人の中でも、**年齢によって変化していく**ものだということが明らかになっています。

ワーキングメモリの能力を年齢別で比較した研究では、学童時期からどんどん成績が上がり、30代でもっとも成績が高く、その後は80代まで緩やかに低下するという結果でした。

仕事がもっとも充実する30～40代で、もっともワーキングメモリの能力が高い、というのはうなずけます。**社会で働くために必要な能力――それがワーキングメモリといえる**でしょう。

しかし、ワーキングメモリは、情報を入れすぎたり、処理する暇を与えずに働かせ過ぎてしまうと、本来持っている能力を発揮できません。

扱い方によっては、年齢に見合わないほど、その能力が低下してしまっていることもあります。

とくに、本書の冒頭でご紹介したような「とにかく忙しい」「振り回されている」という悩みを持っている方は、**ワーキングメモリが本来の力を発揮できていない可能性が高い**といえます。

そこでまずは、今現在のあなたのワーキングメモリの働きをチェックしてみましょう。

ワーキングメモリの働きを調べる5つのチェック

次の5項目のうち、最近のあなたに当てはまるものにチェックを入れてください。

- □通勤途中に、その日にやることを決めていたのに、会社に到着して同僚と世間話をしてデスクに座ったら、別のことを始めていた
- □前に読んだ本をまた買ってしまった、前に観た映画のDVDをまた借りてしまった
- □相手の非を問い詰めるメールを書いた後で、自分に非があったことがわかった
- □カフェに行って仕事をしようと思ったのに、周囲の会話が気になって手元の作業が全然進まない
- □人事異動や住宅を建てるなど先が見えない状況になると「もしかしたら」という憶測が次々湧いてきて不安になる

いくつ当てはまりましたか？　これらは、ワーキングメモリの能力が落ちているときに起こりやすいものです。それぞれの項目を見ていきましょう。

☑ 通勤途中に、その日にやることを決めていたのに、会社に到着して同僚と世間話をしてデスクに座ったら、別のことを始めていた

通勤途中に、

「今日はまずこれをやってから……」

と1日の流れを整理する人は多いと思います。このとき、ワーキングメモリでは、脳の中の情報をつなぐ作業をしています。このつなぐ作業によって、

「そうだ！　こっちから先に始めればこの作業は省ける」

など、より効率のよいやり方が浮かぶこともあるはずです。

しかし、いざ職場に到着すると、デスクに置いてあるものが目に入ったり、同僚の会話を耳にしたことがきっかけで、予定していなかった行動をいきなり始めてしまう、という話をよく聞きます。

これは、**ワーキングメモリの「つなぐ」作業を台無しにしています。**つないで使える情報ができたら、実際の行動としてアウトプットしないとその情報は役に立ちません。情報をアウトプットしないまま、さらに別のインプットが続けば、脳は簡単に容

量オーバーになってしまいます。

☑ **前に読んだ本をまた買ってしまった、前に観た映画のDVDをまた借りてしまった**

何かを選んでいるとき、私たちは視覚から入ってくる情報を得ながら、それを脳内の記憶と照合しています。この照合作業を可能にしているのがワーキングメモリです。前と同じだということに気づかないのは、**照合作業をするワーキングメモリの能力が低下している証拠**です。

☑ **相手の非を問い詰めるメールを書いた後で、自分に非があったことがわかった**

ネガティブな感情を抱いているときには、ワーキングメモリ能力が低下することが知られています。感情的になると冷静な判断ができなくなることは、誰しも経験があると思いますが、これにもワーキングメモリが関係しているのです。

感情的になってワーキングメモリ能力が低下し、正確な記憶を思い出せないまま行動すれば、取り返しのつかない事態にも陥りかねません。後に失敗に気づいても、また気持ちが乱れれば、悪循環になるばかりです。

低下したワーキングメモリ能力を取り戻す必要があるでしょう。

☑ **カフェに行って仕事をしようと思ったのに、周囲の会話が気になって手元の作業が全然進まない**

複数のことを同時にこなそうとするマルチタスカーほど、何にでも首をつっこんでしまうことが明らかになっています。情報を貯めるばかりで、つなぐ、使うというプロセスが活用できていません。

やらなければいけないことが山ほどあって、仕事効率を高めようとマルチタスクにするほど、さらなるタスクを自分から呼び込んで、やるべきことを増やしてしまっているのです。

何にでも首をつっこみたくなってしまうときは、ワーキングメモリ能力の低下を疑ってみましょう。

☑ **人事異動や住宅を建てるなど先が見えない状況になると「もしかしたら」という憶測が次々湧いてきて不安になる**

先の見えないことは考えても仕方がありません。しかし、勝手に浮かんでくる考えが止められず、答えも出ないとなると、目の前の仕事は当然、手につきません。

この場合は、情報をつなぐプロセスだけが過剰に働いてしまい、ぐるぐる悪い情報がつながるだけで、実際の行動から情報を得ることができなくなってしまっています。**ワーキングメモリ能力が低下しているときほど、不必要な考えが浮かびやすい**ことが明らかになっているのです。

この5つの項目の中に、もしあなたに当てはまるものがあるならば、あなたのワーキングメモリは容量不足といえます。本書のトレーニングに従ってワーキングメモリを高めることで、これらの問題は解決できるはずです。

ワーキングメモリは、脳の「どの部分」の働きなのか

このように、私たちの行動の幅広い範囲をカバーするワーキングメモリは、脳内の複数の部位で構成されるネットワークで担われています。本書では、なかでも代表的な3つの部位に注目してお話ししていくことにします。

その3つの部位とは、

- 前頭前野背外側領域《ぜんとうぜんやはいがいそくりょういき》（DLPFC）
- 前部帯状回《ぜんぶたいじょうかい》（ACC）
- 上頭頂小葉《じょうとうちょうしょうよう》

です。

まずは、「前頭前野背外側領域（DLPFC）」と「前部帯状回（ACC）」の働きについて、ざっくりと見てみます。

パソコンで集中して作業をしているときに、メールが届いたとしましょう。このとき脳は、DLPFCの働きで、与えられた情報——つまりメールに注意を向けます。すると、とくに深く考えることなく私たちは手を動かしてメールを見ようとしますが、このときに脳内で働くのがACCです。ACCは、目の前のことに集中するのに必要なエネルギーと、それを邪魔する情報によってとられるエネルギーを比べます。メールを見るのにどのくらいのエネルギーを要するのかを計算し、「メールが来た。これを見るのに必要なエネルギーは○%。これを見るのに必要な部位はここ。今は無関係な情報だから、見ないで作業に集中」という情報をDLPFCに送ります。この情報をもとに、DLPFCはメールを無視し、あなたはもとの作業への集中を保てる、というわけです。

DLPFCとACCの関係性は、芸能人とマネージャーの関係にたとえるとわかりやすいかもしれません。ＡＣＣは、何かの「仕事」が与えられると、それにどのくらいのエネルギーがかかるのか、それに今すぐ対応すべきか、ＤＬＰＦＣが行なうのにふさわしい仕事かなどを計算します。

その基準を満たした「仕事」のみがＤＬＰＦＣに与えられ、ＤＬＰＦＣはそれらの「仕事」に対してすべて同じエネルギーで臨む、というわけです。

この**ＤＬＰＦＣとＡＣＣのネットワークが緊密である人ほど、「ワーキングメモリ能力が高い人」ということになります。**ＡＣＣのフィルターで的確に選別された仕事を、ＤＬＰＦＣがのびのびとこなしているイメージです。

一方で、ワーキングメモリ能力が低い人は、ＤＬＰＦＣとＡＣＣの連携がうまくいっていません。ＡＣＣが与えられた「仕事」の選別をせず、ＤＬＰＦＣに次々仕事が振られ続けています。

するとＤＬＰＦＣは容量オーバーになり、本来は働かなくてよいはずの言語領域を働かせて、なんとか仕事をこなそうとします。しかしその頑張りは必ずしも報われるわけではなく、作業効率や生産性の低下という形で実生活に影響してしまうのです。

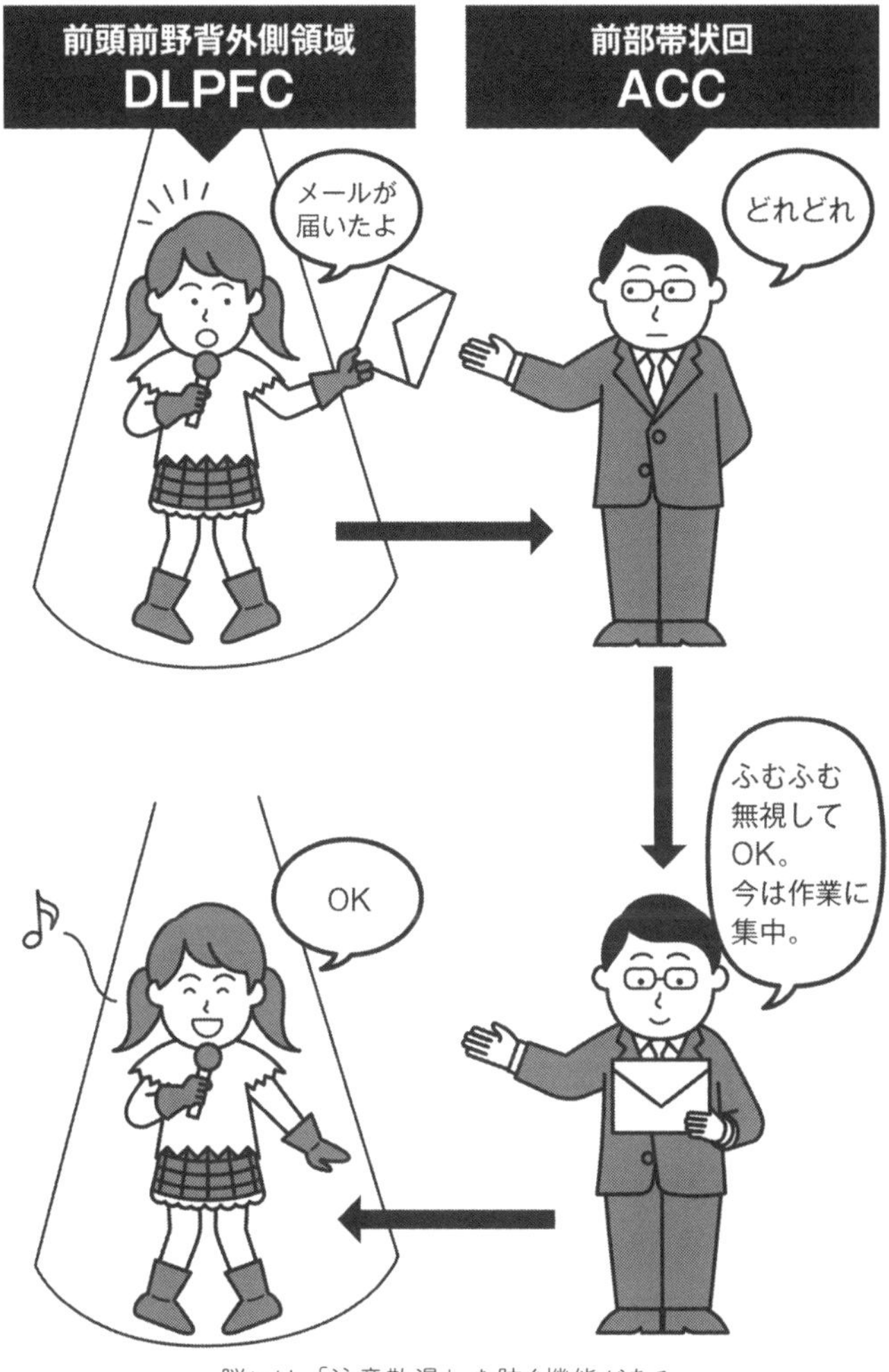
前頭前野背外側領域
DLPFC
前部帯状回
ACC
メールが届いたよ
どれどれ
ふむふむ無視してOK。今は作業に集中。
OK

脳には「注意散漫」を防ぐ機能がある

ワーキングメモリ能力が高い人と低い人の差は?

ワーキングメモリ能力が高い人と低い人の差は、さらにたくさんの情報が入ってきたときに明確になります。

ワーキングメモリ能力が高い人の脳内では、情報量が増えてACCのフィルターだけで仕事が選別できなくなると、上頭頂小葉が働きます。上頭頂小葉は、DLPFCが情報に注意を向けるのを先回りして、どの情報に注意を向けるべきか、スポットライトを当てるようにして誘導します。キャリア形成に悩んだ芸能人を導いてくれる師匠のような役割です。

ですから、通常よりも多くの情報がACCのフィルターをかいくぐっても、DLPFCは迷いや葛藤なく本来の仕事をすることができます。

このような働きによって、**ワーキングメモリ能力が高い人は、邪魔な刺激**（周囲の雑音やひっきりなしに来るメールなど）**が多い環境でも、自分のやるべきことにしっ**

かり集中することができるのです。

一方、ワーキングメモリ能力の低い人の脳内では、上頭頂小葉が働かず、たくさん入ってきた情報の一つひとつがＤＬＰＦＣに「仕事」として与えられます。大量の仕事に翻弄され、今すぐやるべきことも、重要なことも見落とされてしまいます。

それで実際にも、ワーキングメモリ能力の低い人はただ忙しくしているだけで、結局あまり成果を出せないまま時間を過ごすことになってしまうのです。

毎日の生活を「ほんの少し」変えるだけで、ワーキングメモリは鍛えられる

ＤＬＰＦＣとＡＣＣの連携を緊密にし、上頭頂小葉の機能を高めることが、ワーキングメモリの能力向上につながります。

このように書くと、なにやら難しいことのように思えるかもしれませんが、ワーキングメモリを鍛えるために、特別なトレーニングも、教材や道具もまったく必要あり

ません。

なぜなら、**ワーキングメモリは、私たちが目的を持って前に進んでいく力であり、それが発揮される場面は、日常の至るところにある**からです。日常生活や毎日の仕事そのものは、少し捉え方を変えるだけで、ワーキングメモリのトレーニングに使えます。つまり、日々の中でワーキングメモリ能力を鍛えながら、同時にその恩恵を受けることができる、ということなのです。

この、「人が行なうすべての作業を治療に使う」というのは、私たち作業療法士が日頃している取り組みに他なりません。皿洗いや洗濯という些細《ささい》な行為でも、その臨み方を少し変えるだけで、それらはワーキングメモリのトレーニングに早変わりします。

目指すは、**毎日生活しているだけで、どんどんワーキングメモリが鍛えられる環境や行動をつくること**なのです。

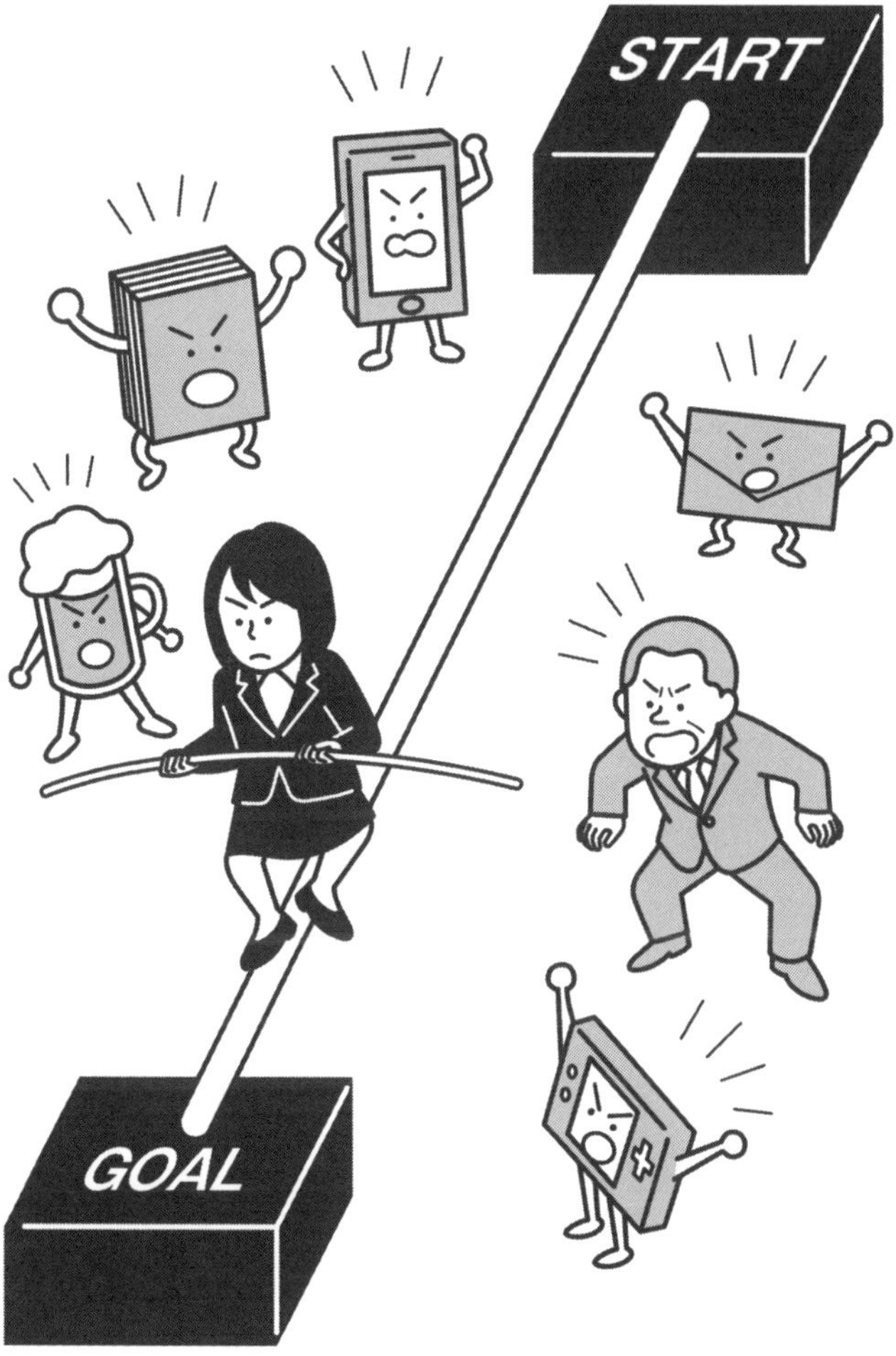

ワーキングメモリ能力で、雑音をシャットアウト!

本書で目指す「すぐやる力」の正体

これからワーキングメモリを鍛えていくにあたり、基本的な考え方をセットしておきましょう。

私たちの身体が「運動をすると筋肉が増える」ようにできているのは、言うまでもないことだと思います。運動をしたら筋肉の繊維が壊れて、それが再生するときに筋肉痛が起こります。このタイミングで再び運動をすると、再生する力が利用されて運動のパフォーマンスが上がり、筋肉の繊維が増えるわけです。

このしくみを知っていると、**筋肉痛になった日にあえて運動をすると、効率よく鍛えられる**ことに気づきます。

では、「脳を鍛える」「脳を活性化する」とは、どういうことなのでしょうか。鍛えるために何をしたらいいか、ご存じですか？

「脳を活性化する」とは、うまく機能していなかった脳の情報処理能力が、トレーニングによって向上するということです。眠っていた機能が動き出し、もともと持っていた能力が発揮されます。

このように説明をすると、「脳が目覚める」という感じでよい面が目立ちますが、ことはそう単純ではありません。脳は、活性化するほど強い負荷がかかるようにできています。そのため、むやみに活性化させると疲弊して、発揮できる能力がかえって低下していってしまうのです。

ですから、**脳をよりよく働かせるとは、その活性をうまく増減させること**なのです。「脳の活性を減少させる」というと、機能そのものが衰えるような印象ですが、そうではありません。**「活性が減る」とは、脳の処理能力が高まって、負荷が減った状態です。つまり、効率がよくなっている**のです。ですから、

ムダなタスクを減らす
↓
脳の眠っている機能を起こして、情報処理効率を上げる
↓
脳の活性が減少する
↓
新しいタスクを追加して、高い処理能力でタスクをこなす

という手順こそが、「脳を鍛える」ということなのです。

多くの方々は、「脳を鍛えたい」と言いながら、タスクを増やし続けてしまいがちです。脳に対して、ひたすら仕事や学習の予定をつめ込んだり、絶えず情報を見続けるという表面的な使い方で臨んでしまうと、かえって生産性が低下してしまいます。

「脳にとってのムダなタスク」を選別し、減らすことから、トレーニングをスタートしていきましょう。

column

行動力向上のカギ「上頭頂小葉」とは？

ワーキングメモリの第3の担い手である上頭頂小葉。これは、ブロードマン5野（ブロードマンが52に分割したうちの5番めの部位）と7野（同じく7番めの部位）に該当します。

ここではもう少し細かく、この2つの部位が担う機能を見てみましょう。

5野が扱うのは、身体の動きに関する情報です。

◎手足などの関節運動の情報を組み合わせる神経細胞
◎皮膚と関節の情報を組み合わせる神経細胞
◎手でものをとるときに手を伸ばす運動を担う神経細胞
◎今の自分の身体のイメージをつくる神経細胞（たとえば包丁など道具を使うと包丁の先端にまで手の感覚が拡大します）

などが存在します。

一方、7野が扱うのは、目の動きの情報です。

◎何かを注意してよく見る神経細胞
◎サッケード（157ページ参照）を司《つかさど》る神経細胞
◎刺激に対して目を向ける受動的な視覚を司る神経細胞
◎動くものを目で追う神経細胞

などが存在します。

つまり、上頭頂小葉は、「目で見て身体を動かした情報」を扱い、この情報を運動の記憶が貯蔵される前頭葉《ぜんとうよう》の補足運動野に送っている、というわけなのです。

自分が何を見てどう動いたのかという情報は、私たちが何か行動するための基礎になります。この部位を適切に働かせることが、身体と脳をきちんと連携させ、行動することで脳の状態を整え、その脳からの指示でよりよい行動を生み出す、という、行動力における好循環を生み出すことにつながるのです。

1章

効率のよいマルチタスクとは？

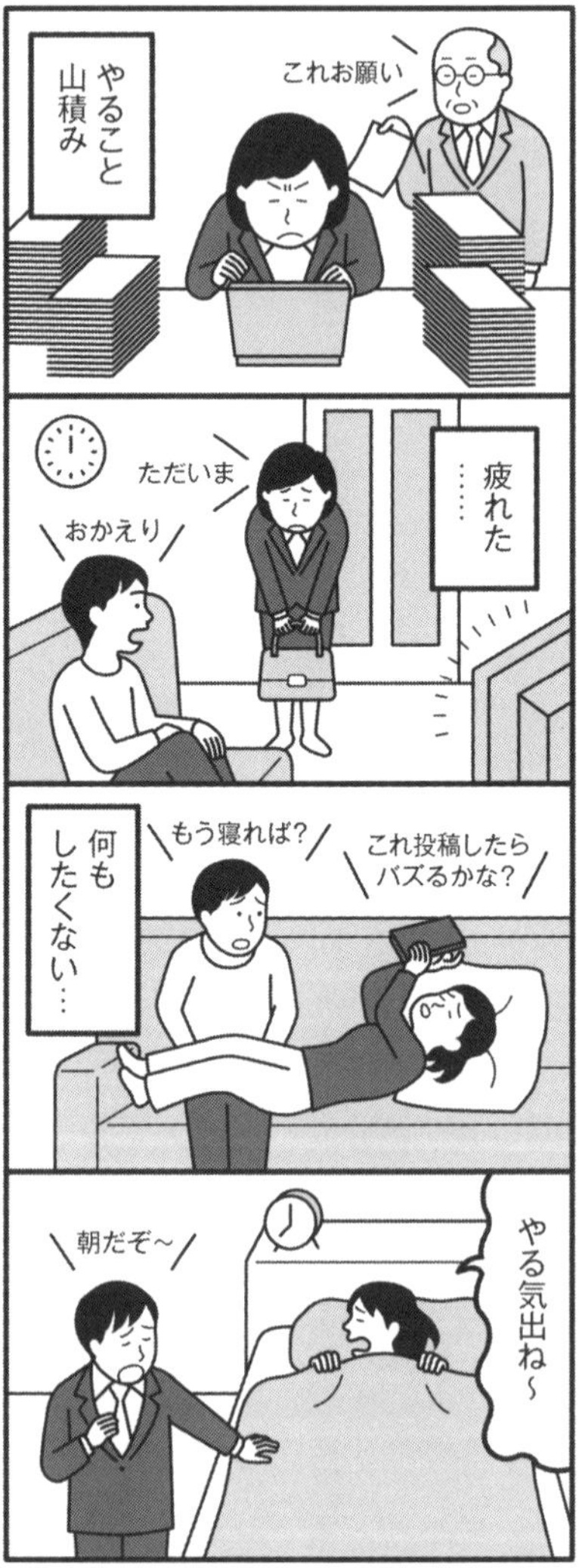
これお願い
やること山積み
疲れた……
ただいま
おかえり
これ投稿したらバズるかな?
もう寝れば?
何もしたくない…
やる気出ね〜
朝だぞ〜

本章の目標

◇次々と湧いてくる仕事に正しく優先順位をつけ、テキパキこなせる状態の脳をつくる。

◇適度なやる気を保つ。

なぜいつも、「やるべきこと」が山積みなのか

「やることが山のようにある」

「いつも忙しいばかりで、休むヒマもない」

もしあなたがこのように感じているならば、それは、あなたの脳が勝手に、「やるべきこと」を増やしてしまっている可能性があります。**脳が勝手に、やらなくてもいいことに首を突っ込んで、あなたを苦しめている**のです。

本章では、脳のムダなタスクを減らして、このような状況を解決していきます。

脳が勝手に「やるべきこと」を増やしてしまう引き金は、「マルチタスク」です。

マルチタスクとは、複数の作業を同時、あるいは短期間に並行して切り替えながら実

行することで、作業効率を上げる方法として知られています。

あるいは、忙しくなるとどうしても、いくつもの案件を同時に走らせることになり、必然的にマルチタスク状態になってしまうものでしょう。

しかし皮肉なことにこのマルチタスクによって、脳は自ら次の新しいタスクを生み出すようにできているのです。

これには、脳の次のような構造が関係しています。

マルチタスクで作業効率が格段に下がるワケ

脳は、情報（電気信号）に対して神経細胞を発火させ、神経線維を使って次の神経細胞に情報を伝達しています。

この情報伝達で消費されるエネルギーは、全身の中でもとくに大きいため、自動的にエネルギーを節約するしくみが備わっています。得た情報が、以前と同じだったり似ていたら、神経細胞の発火を抑えるのです。このような、脳の情報に対する慣れを、**「順化《じゅんか》」**といいます。

順化は、効果的に脳のエネルギーを節約できる反面、別の課題を引き起こします。順化して発火しない状態を続けていると、今度は「発火→情報伝達」というエネルギーの流れそのものが消えてしまうのです。

そこで脳は、エネルギーの流れを保つために新しい刺激を求めます。そして新たな刺激を得ると、再び発火します**(脱順化《だつじゅんか》)**。脳は、

情報に対して、脳がエネルギーを大量消費する
↓
情報にかけるエネルギー量を削減する(順化)
↓
新たな情報を得て神経細胞を発火させる(脱順化)
↓

新たな情報に対してエネルギー量を削減する（順化）

↓

……と、順化と脱順化をくり返すことで、エネルギーを節約しつつ、その流れそのものを維持しているのです。

さて、このようなしくみの脳に、マルチタスクを当てはめてみましょう。

マルチタスクになると脳は、いつもより大量のエネルギーが必要になります。それでいつもより強力に順化が起こるようになりますが、そのまま放置するとエネルギーが使われず、その流れも消えてしまいます。するとやる気がなくなってしまうので、脳は順化から脱するために、**無理にでも新たな情報・刺激を求め、より強力な脱順化を図る**ことになります。

忙しいときほどちょっとしたヒマができるとそわそわと落ち着かなくなり、スマホを見たり、テレビをつけていてもチャンネルを変え続けたり、周囲の人たちの会話が

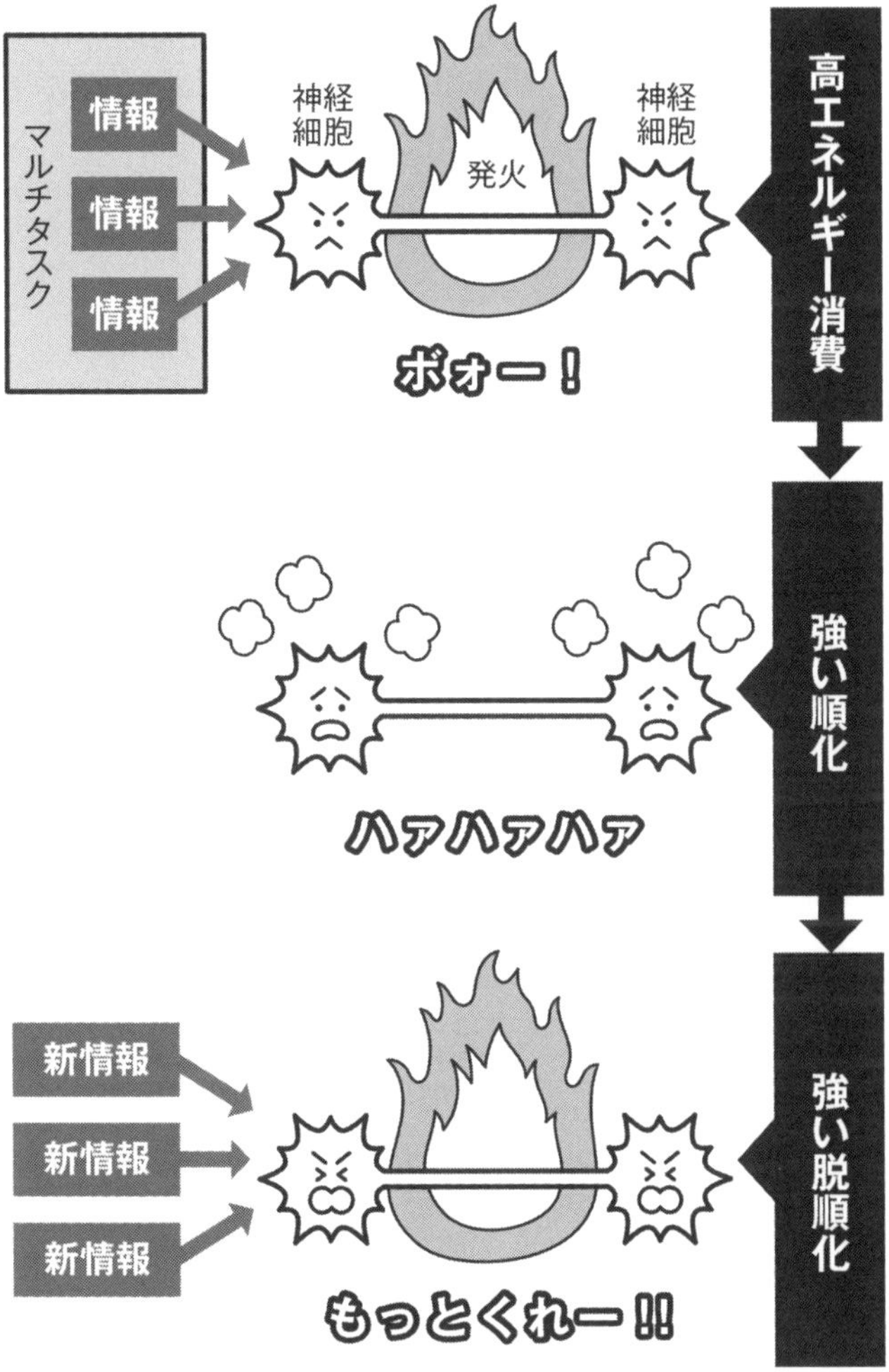

脳が自分から過労になりたがる、怖いしくみ

気になってしまった経験はありませんか？

これが、脳が何にでも勝手に首を突っ込んで、タスクを増やしている状態です。

あなたのマルチタスクレベルはいくつ？

一時的なマルチタスクならば、脳は問題なく乗り切れますが、それが行き過ぎるとこの脳の働きが私たちの行動を支配するようになっていきます。それはつまり、「あなたの今の忙しさは、あなたの脳によってつくられているのかもしれない」「今あなたが忙しいのは周囲の状況が原因なのではなく、あなたの脳がそういう状態になっているからかもしれない」

ということです。今の脳の状態は、自分の口癖や考え方の傾向、仕事への取り組み方を通して知ることができます。

あなたの忙しさのもとを見つけるために、脳の状態をレベル分けしてみましょう。

レベル1 「休みでリフレッシュできた！」理想的な状態

仕事の繁忙期など一時的なマルチタスクを順化で乗り切っている状態。

レベル2 「なんか面白いこと、ないかなぁ」と探し続ける状態

マルチタスク状態を抜けたところで、順化によって脳が刺激に反応しなくなった状態。レベル1よりマルチタスクによる消費が大きいので、順化によって抑制されることに抵抗がある。

順化して落ち着いてしまうと、元のような忙しさに耐えられるエネルギーがつくられなくなるので、エネルギーの流れを保とうと新しい刺激を探す。繁忙期を過ぎて休めるはずなのに、なんだかそわそわしてネットで情報を漁《あさ》ったり、目についたものを片付け始めたりする。

レベル3 「忙しい。やることが山ほどある」と焦りを感じる状態

順化によってエネルギーが減ってしまうことを避けようと、新しい情報を漁って、すぐに脱順化を引き起こし、何にでも首をつっこんでいる状態。

レベル4 「えっ知らないの？　今これが流行ってるんだよ」と他人にアピールする状態

落ち着かない、イライラする、知らないことを見聞きすると焦る、知らないことが会話に出てくると「知っている」と取り繕う、何かを知るとすぐにＳＮＳに投稿して知らない人に無意識にプレッシャーをかけようとするなど、順化によるエネルギーのセーブが起こらないように、より大きな脱順化を引き起こすことが慢性化した状態。

レベル5 「やる気が起こらない」という脱力状態

何にも興味が湧かない、何をしても面白くない、何を買っても満足しない、満たされないなど、慢性化した脱順化で脳のエネルギー消費が高まり過ぎたので、極端に順化が起こってエネルギー消費を強制的にストップさせている状態。

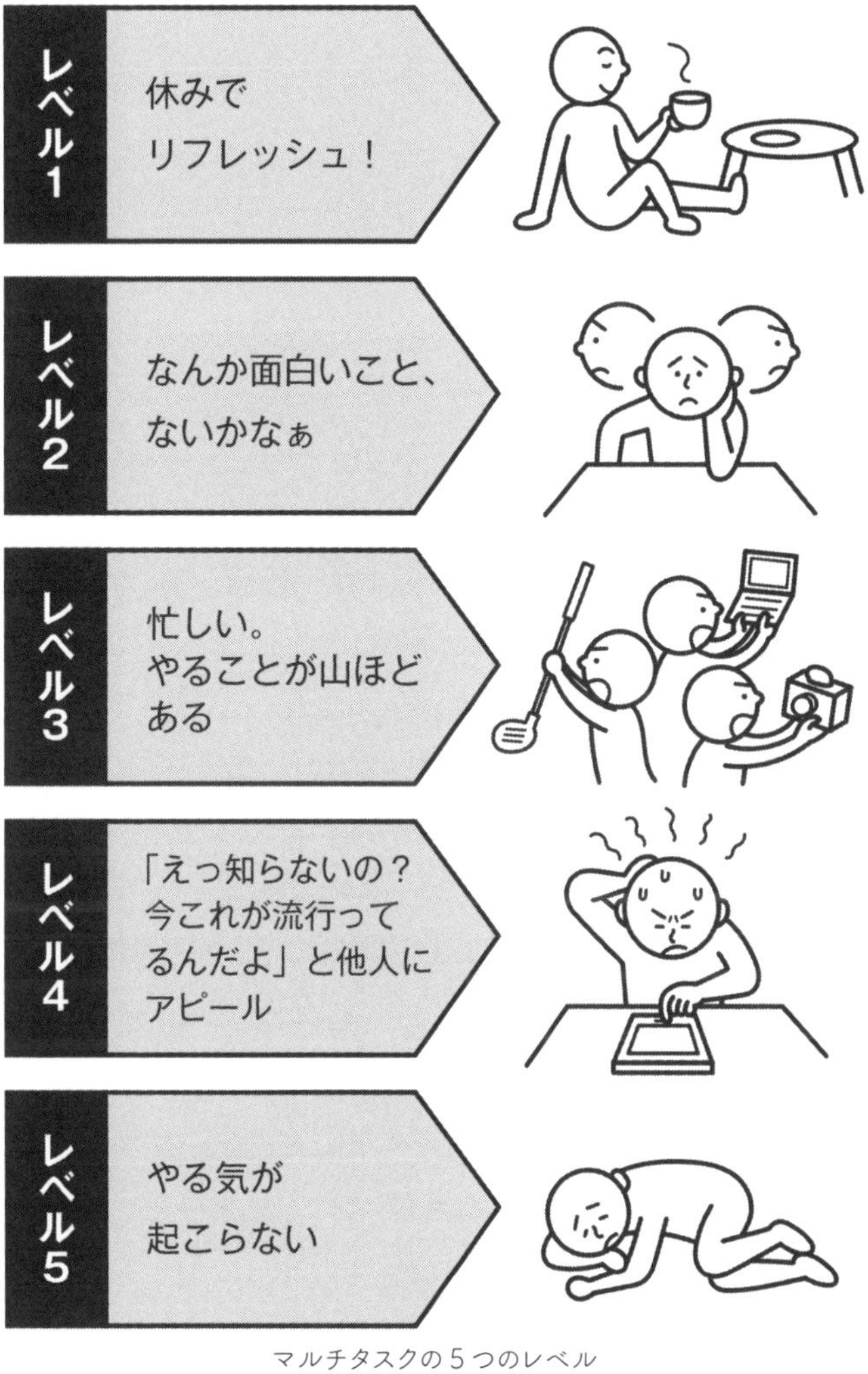
レベル1
休みで
リフレッシュ！
レベル2
なんか面白いこと、
ないかなぁ
レベル3
忙しい。
やることが山ほど
ある
レベル4
「えっ知らないの？
今これが流行って
るんだよ」と他人に
アピール
レベル5
やる気が
起こらない

マルチタスクの5つのレベル

レベル別・すぐやる力の取り戻し方

あなたのマルチタスクは、どのレベルでしたか？　さっそくレベル別に、対応方法を見てみることにしましょう。

レベル1は、**休日**があればそれでエネルギーのバランスは回復します。

一時的な忙しさで脳に負荷はかかっているものの、その後順化してエネルギー消費が抑えられ、脱順化によってまた新たなエネルギー消費が行なわれる、理想のマルチタスクといえます。

レベル2では、マルチタスクの後遺症として、休むことに物足りなさを感じています。しかし、ここで新しいことに手を出せば、脳にはさらなる負荷をかけることになります。

あえて、ここでは**デジタルデトックス**（パソコンやスマホなどの電子機器を身につけず、見ないで半日から1日を過ごしてみる）をしてみましょう。情報から離れる時間をつくれば、自然に順化が解けて（脱順化）、今より忙しくしないままで、また新鮮な気持ちで情報を受け取ることができます。すると、変わらない毎日の中にも、また面白さを見つけられるでしょう。


レベル3ならば、**その忙しさはまやかしです**。どうしても自分がやらなければならない仕事以外は手を出さないようにしましょう。

最初はもどかしい感じがしますが、それは、エネルギーバランスを回復するための離脱症状のようなものだととらえてやり過ごすことです。


レベル4の場合は、すでに脳によって、行動が支配されてしまっています。

ただ、この状態の難しさは、焦ったり落ち着きがなくなっていることを、自覚しにくいということ。「もしかして、レベル4かも」と思ったときには、家事や趣味などなんでもよいので、**丁寧に行なわないと上手にできない手作業を1つ確保しましょう**。

たとえば、アイロンがけや皿洗い、靴磨きなど、1つのことだけを行ない、その間はテレビや音楽、スマホを排除して、脳を情報過多から保護するのがポイントです。作業に集中できない、または「〇〇をしている」とSNSに投稿したいと感じたら、あなたはこのレベル4の段階にどっぷり浸かっているといえるでしょう。

作業の出来が悪いことに気づき、丁寧に行なって上手にできたら、レベル4からの脱却にもつながります。

レベル5まで進んでしまった方は、自分の力だけではなかなか元には戻れません。**一時的に、環境を変える**ことをオススメします。

レベル5の状態で、環境を変えてみた患者さんたちは、次のようなことを言います。

「連休で実家に帰ったら、夜は暗くなってやることもないし、朝は明るくなって家族も起きるので自分も起きざるを得ない。畑仕事など手伝わないといけないことがある、という環境で3日ほど過ごしたら、徐々にやる気が出てきた」

夜になると眠くなる、そして眠くなって眠るなんて当たり前だと思うかもしれませんん。しかし、このレベルにまで来てしまっている人は、その感覚もわからなくなっていることが多いのです。

またやる気が出てきたら、それで終わりにせず、何が自分に必要だったかを振り返ってみましょう。

それは朝の光ですか？

それとも体を動かす作業ですか？

情報から離れる時間でしょうか？

夜暗くなることでしょうか？


どうすればやる気が出てきたのか、その要素が1つわかったら、元の環境でもその1つだけは再現できるように、部屋のレイアウトや生活スケジュールを工夫してみましょう。それが、**過度のマルチタスクから脳を解放する第一歩**です。

私たちは脳にマルチタスクさせられている？

さて、ここまで読んで、不思議に思われた方もいるかもしれません。

「多くのビジネス書や、仕事効率アップのノウハウでは、マルチタスクを推奨しているのに、この本ではマルチタスクをやめさせようとしているのでは？」

と。その通りです。**脳はマルチタスクができません。これは現在、様々な研究によって明らかになっています。**

それにもかかわらず、私たちが脳をマルチタスク状態にしてしまうのは、私たちがつねに情報の波にさらされているからです。これは少々大げさに言うならば、人類が長い歴史の中で、いまだ経験したことがない状態です。脳、という器官は本当はマルチタスクができないのに、マルチタスクを強要される社会になっているのです。

脳がすごいスピードで進化するわけではないので、私たちが考えるべきことは、情報の波の中でも脳が働きやすい環境を設定してあげることです。

仕事でもSNSでも、無数のメールやメッセージ、投稿がつねに目に飛び込んできます。しかも、その情報のほとんどは、CCされたものや形式的なやりとり、その日のランチの写真や週末のイベントの話。脳にとっては「似たような」情報なので順化の対象です。

そんな退屈な情報の波の中で順化を酷使したタイミングで、突然新規の仕事の依頼や興味をひくSNSの投稿に出合うと、神経細胞に脱順化が極端に起こってハッと覚醒させられ、その出来事がとても価値あるように感じます。それで、私たちは行動させられてしまっているのです。

しかし、脱順化で高い価値が見出された情報をよくよく見れば、実はそれほどの価値はありません。**高い価値を感じたのは、その前にうんざりするような退屈な順化の過程があったからなのです。**

「させられマルチタスク」から脱却する方法

自然に発生するマルチタスクに対して、私たちはどうすればいいのでしょうか？

そのために役立つのが、本書のテーマである「ワーキングメモリ」です。

情報は、それ自体に意味はありません。意味をつけているのは、私たちの脳です。

そして、その脳に入ってくる情報を意図して意味づけするのに役立つ能力が、ワーキングメモリなのです。

日々押し寄せてくる情報を全体の一部として扱い、それを自分の目的に使う力とする――この、ワーキングメモリの働きをうまく活用して、情報に対する意味づけを意図的に行なえるようにすれば、「させられマルチタスク」で偽りの忙しさに翻弄されることがなくなります。

このときにカギを握るのが、序章で紹介した「上頭頂小葉」です。

その機能を高めることでマルチタスクレベルを下げることにつながる上頭頂小葉ですが、その本来の役割は目で見て身体を動かした情報を扱うこと（59ページ参照）。情報を「身体に起こったリアルな変化」として受け取り、その価値を、「現在行なっている作業に今の身体の動きが最適なのか」

という点で判断するのです。つまり、上頭頂小葉の中では、作業の効率が上がる情報ほど価値が高く、効率が下がる情報は価値が低いと判断されます。この基準はとてもシンプルですね。

ですから、**目的を持って作業を行なうこと、そしてその作業を行なうための姿勢を整えること**は、上頭頂小葉を働かせ、マルチタスクレベルを下げるための効果的手段といえます。

反対に考えると、とくに目的を意識せず、だらだらした姿勢で作業をすれば、上頭頂小葉が働かないので、情報の波に呑まれやすく、マルチタスクになりやすく、「やらなきゃいけないのについ別のことをしてしまって……」という事態になりがちだということ。

姿勢を整えることで、これだけのことを予防できるのです。

パソコンやタブレットを使用した作業はどんな姿勢でもできるため、つい姿勢が悪くなりがちです。そこでここでは意識して、情報をうまく扱うための基本姿勢をつくってみましょう。

ワーキングメモリを起動させる姿勢は、

①いすに座って、両足の裏を地面につける。

②肛門を締めて骨盤内の筋肉を安定させる。こうすると、自然に背筋が伸びる。

③両肩を耳につけるように首をすくめて、その肩を後ろに引き、ストンッと下ろす

（そのときの肩の場所が本来の肩の位置です）。

という3つの条件を満たした姿勢です。

この姿勢でパソコンやスマホ操作をすれば、余計な情報に手を出していない自分に気づくはずです。

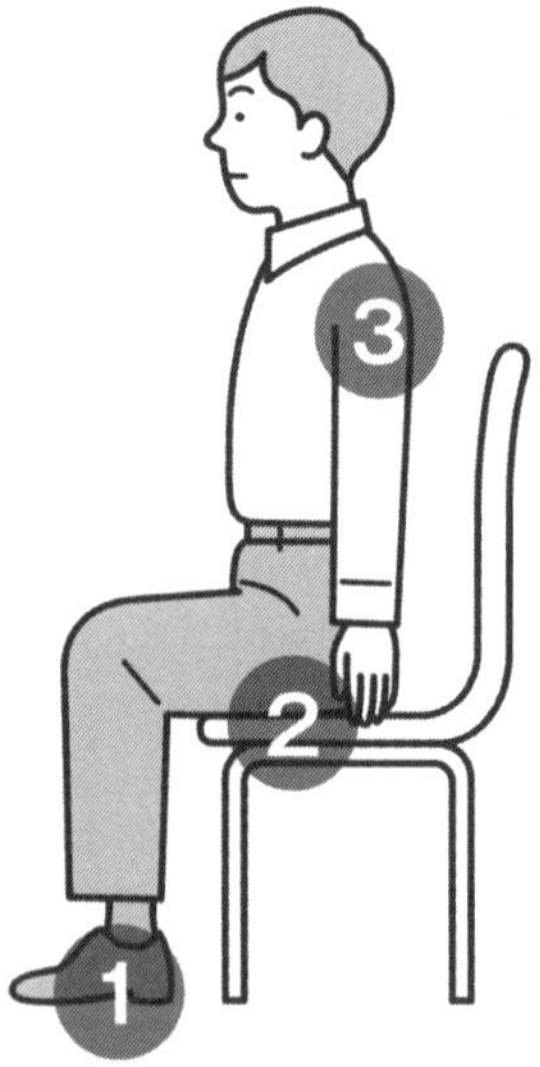

私たちは結局、「脳によって、勝手に忙しくさせられている」だけだった？

ここで、具体例を見てみましょう。私が外来で相談に乗っていた30代の男性、Bさんの例です。初めて相談に来たとき、Bさんは次のように言っていました。

「やらなければならない仕事が多くて、毎日忙しいです。睡眠時間もかなり努力して5時間ぐらいとっていますけど、本当ならもっと仕事をしなければと思っています」

休む間も惜しんで仕事をしようと考えているので、充実しているのかと思いきや、「脳がやることに追いつかない感じです。信じられないようなミスも多いし、単純な受け答えをするときにうまく言葉が出てこないこともあります」

と話されていました。

私は、Bさんが休む間を惜しむのは、**充実しているからではなく、脳に忙しくさせられているから**ではないか、と考えました。そこで、42ページのワーキングメモリの働きをチェックしてもらったところ、

「ほとんど当てはまりますね。何か手っ取り早く解決する方法はありませんか?」

という反応。マルチタスクレベルは4で、間が持てず焦っている様子です。

日常の中で、自分が集中できる作業はないかと問うと、眠るときにベッドで横になってマインドフルネスの呼吸法をしているということでした。

マインドフルネスとは、自分の身体の反応である呼吸を観察することで、ぐるぐる浮かんでくる思考から距離を置く技法です。思考にさいなまれて脳や身体がストレス反応を起こすのを防ぎ、脳と身体を本来の状態に戻すことを目指します。Bさんに、

「それはうまくいっていますか?」

と聞くと、

「ちゃんとやってますけどね。結局、いつの間にか仕事のことを考えていますね」

とのことでした。そこで、ワーキングメモリを担う上頭頂小葉について説明し、まずは呼吸法をするときの姿勢を正すことを提案したところ、

「やってみます。よさそうなことは何でもやろうと思っているので」と帰っていきました。

2週間後に再び来院したBさんは、

「眠る前にしっかり座ってやったらよさそうだったので、日中でもイラっとしたときにやっています。気分は落ち着きますね。またすぐカッとなりますけど」

ということでした。そこで、正しい姿勢が仕事に及ぼす効果と、マルチタスクから抜けるときに脳内で起こっていること(離脱症状のように落ち着かなくなり、休める時間になっても何かをしてしまいがちになる。ただ、**休めるときに脳は情報をつなぐ作業をしていて、これを脳にしっかりやらせることで翌日には脳が使える情報を用意することができる**こと)をお話しすると、

「たしかに、それはわかります。この間言われてから自分で考えて、仕事中も姿勢に気をつけてみたんですが、前よりムダなことはしなくなっていると思います。

それと、家に帰ってきてから勉強しようと思って時間をとるんですけど、結局ゲームをしていることがあって。ゲームをして何になるのか、と言われると何にもならな

いんです。これが離脱症状みたいなものだと言われるとしっくりくるし、たしかに寝ちゃったときのほうが翌日は頭が冴えています」

とおっしゃっていました。こうしてBさんは、普段行なっているマインドフルネスを丁寧にやってみることで、「離脱症状を自覚して、思い切って早寝してみる」という、自分に合った方法を見つけることができました。「させられマルチタスク」からの脱却に一歩踏み出せたというわけです。

「正しいマルチタスク」で能力を上げるには？

常日頃からマルチタスクを回避し、脳の状態を整えておくと、本当に忙しいときだけその能力を発揮してスムーズに乗り切ることができます。これが、先ほどのマルチタスクレベル1の、私たちの能力を正しく発揮した状態です。

このとき、脳内では「ブロードマン10野（ブロードマンが52に分割したうちの10番めの部位。以下、ＢＡ10と表記します）」が働きます。

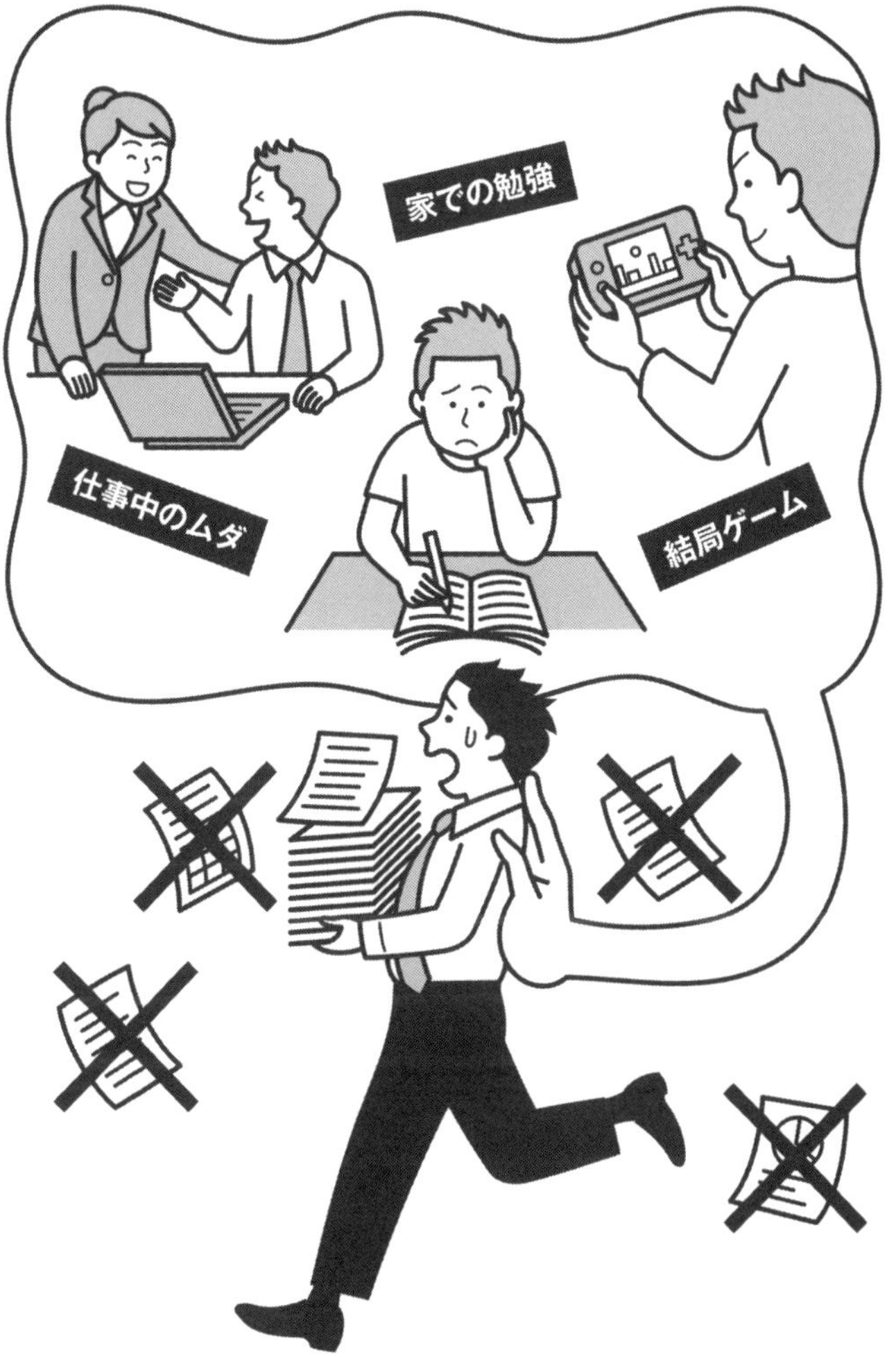

Bさんを振り回す「まやかしの忙しさ」

ＢＡ10は、一時的に容量を超える情報を処理しなければならないときに働く脳の部位です。前頭葉の内側、前方に位置しています。

ＢＡ10の機能を端的にいうと、「目の前のことだけでなく、未来も見据えて今必要なことを判断し、行動する力」。つまり、**難しい局面を、ワーキングメモリを用いてうまく収める働き**です。

さらに、このＢＡ10は、行動のゴールを設定することに特化しているとも考えられています。この部位が自分の行動を俯瞰的《ふかんてき》に捉えるための視点の切り替え機能を担うことで、本当に有効なマルチタスクが可能となるのです。

このＢＡ10を働かせるためにまず大切なのは、「つねに目的を持って情報に接すること」。Ｂさんのように、ゲームをするときに**「その作業で何が得られるか」**という視点で接してみたり、**今の自分のテーマ（ライフワークなど）が定まっていれば**、ＢＡ10の働きにより、**目的に見合った情報だけが選別されて目にとまる**ようになります。

マルチタスクは本当に忙しいときにだけ使う奥の手として、普段は温存しておく。それが、脳をもっとも効率よく働かせ、高い生産性を保つ秘訣といえるでしょう。

簡単エクササイズ

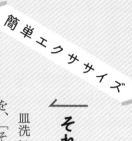

それだけに集中する家事を1つだけつくる

皿洗いやアイロンがけ、風呂洗いや靴磨きなど、毎日の生活で出てくる家事の1つを、「それだけに集中する家事」に設定しましょう。

日々、忙しくしていると、私たちは、

「アイロンの温度が上がるまでの間にこれができる」

「風呂のお湯を抜くまでにこれができる」

とつい隙間の時間で複数のことをやろうとしてしまいがちです。一見効率がよさそうに思えますが、このようなマルチタスクによって目の前の家事は順化され、自分が行なった作業の成果を見つけられなくなります。

作業の成果に気づけなくなると、

「あれもやらなきゃ」

「これもできていない」

と焦りの感情が生まれ、ますますマルチタスク化を加速させてしまうのです。

忙しい中で、すべての家事をマルチタスク化せずに実行することは無理です。そこで、1週間のうち1日だけ、1つだけでいいので、「それだけに集中する家事」をつくり、自分の作業によって得られた一連の成果を脳に見せてあげましょう。

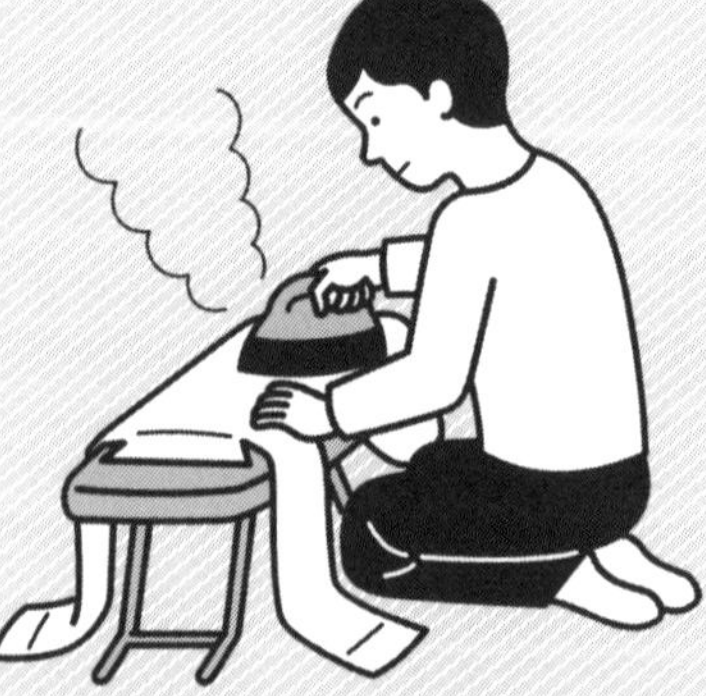

人気のメニューでないものを選ぶ

ランチやお土産を選ぶときに、人気NO．1ではないものを選んでみましょう。「人気NO．1だから選ぶ」という行動は、他人によって操作された行動です。「あえてNO．1を選ばない」という条件をつけると、自分が選ぶものに対して、なぜそれを選ぶのか、選択の基準になる情報と自分の過去の記憶をつないで答えを出すワーキングメモリが使われます。

自分の好みやお土産をあげる人の好みを過去の情報から推定して、目の前の情報と照合しながら選択する。これは、ワーキングメモリを鍛える絶好の機会です。逃さずに活用しましょう。

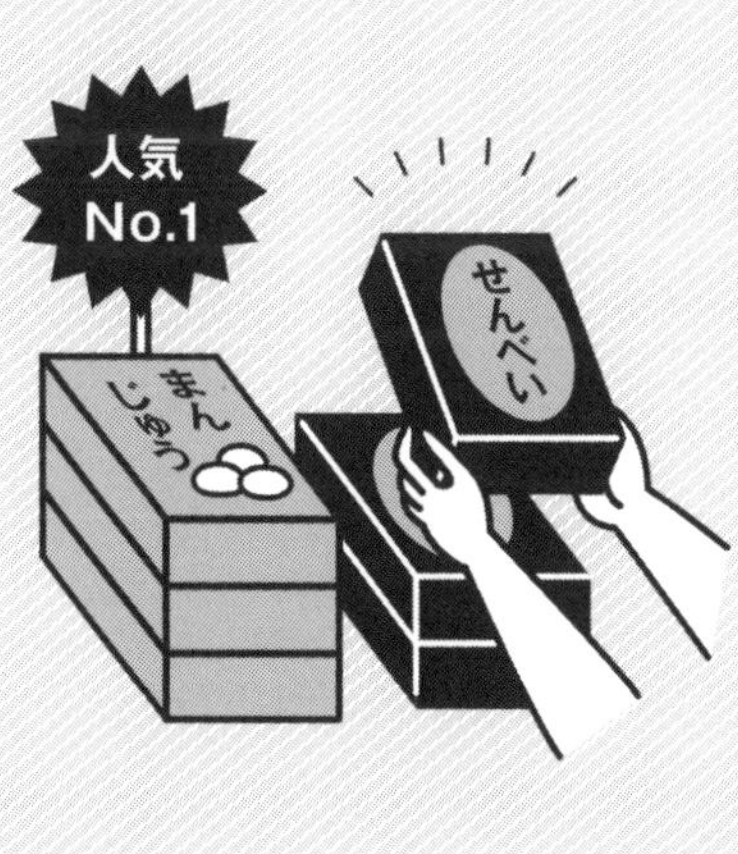

SNSで見たことを他人に話してみる

情報への極端な順化と脱順化が起こると、あなたの脳内ではその情報に高い価値がつけられることになります。しかしそれは、自分の脳内で価値づけされただけなので、他人に話してみるとまったく違う反応をされるでしょう。

同様にSNSやネット記事で情報を得ているときは、知らないうちに順化と脱順化で価値づけされています。その判断に第三者の意見が入らないと、必ず偏った判断になってしまいます。

そこで、ネットで情報を見て、ショックを受けたり腹が立ったり、紹介されたものがすごく欲しくなったりと、自分の感情が動いたら、それを誰かに話してみましょう。話をしてみると、自分の判断が偏っていることにあっさりと気づけます。

ネット情報を閲覧することで自分の行動が支配され、日常生活に支障をきたす状態には、「ドーパミン」という脳内物質が関係しています。ドーパミンが分泌されると脳は快感を得られますが、短期的に大量に分泌される経験をくり返すと、「ドーパミンアディクション」という現象が起こり、ドーパミンの分泌こそが行動の目的になっていきます。そうして、本来は意図しないはずの行動に支配されてしまうのです。しかし、このドーパミンアディクションは、他人と情報を共有すると起こりにくくなることが明らかになっています。

「ネットの情報に振り回されているな」とか、「SNSに投稿するために行動している」と感じたら、ぜひ、自分がネットで見聞きしたことを他人に話してみてください。第三者の見解を脳に取り込み、本来の自分の行動を取り返しましょう。

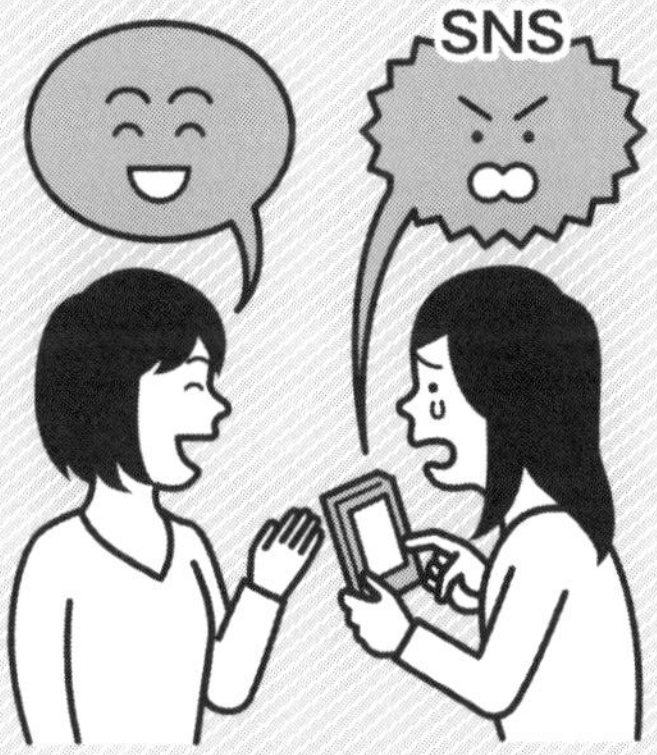

周囲の人の姿勢が悪いときほど、意識して姿勢を正す

79ページでお伝えしたように、姿勢を正すことは、脳が必要な情報を選別したり、不要な情報を排除する助けになります。

職場の席の目の前に、浅く腰かけて背もたれに寄りかかったり、猫背でほおづえをついてパソコンを見続けている……そんな人がいた場合、私たちの脳のミラーニューロン（見た人の動作を神経レベルで真似て同じような動作を命令する機能）の働きで、いつの間にかその人の動作が脳にどんどん取りこまれてしまいます。それで、無意識に自分の姿勢も悪くなってしまったり、仕事ができない人の真似をしてしまうのです。

ですから職場では、できない人を観察するのではなく、できる人や姿勢のきれいな人を意図的に観察するようにしましょう。あるいは、周囲に姿勢の悪い人がいたら、あえて自分は意識して姿勢を正すことです。

また、同居人や指導者など、普段から目にしている人だけでなく、テレビでしゃべる芸人さんやユーチューブで観た人の動作やしゃべり方も、ミラーニューロンによっ

て移っています。

ワーキングメモリを鍛えるには、得た情報が自分の望む行動に反映されるよう、意識することが大切です。自分の姿勢や歩き方、手振りなどの振る舞いを振り返り、身体を使って意図的に表現するつもりで振る舞いを変えてみましょう。目的に見合う振る舞いができたとき、脳は有益な情報を選択し、既存の情報とつないでさらなる発展を生み出します。

column

脳の記憶容量はどのくらい？

脳の容量には限りがあります。では、その容量とはどの程度なのでしょうか。覚えるべき文字数の桁を1、3、6桁と変化させて、前頭前野の活動を比較した研究を見てみましょう。

まず、1桁の数字を覚えたときと比べ、3桁の数字を覚えようとしたときには、脳の腹側《ふくそく》領域《りょういき》（VLPFC）に活動増強、つまり負担がかかっていることが認められました。さらに覚える数字が6桁になると、今度はDLPFCの活動が高まったそうです。

VLPFCの役割は保持機能のサブ容量、そしてDLPFCは脳の容量を超える情報が与えられた際の調整役です。ですから、DLPFCが活動する前の状態が純粋な脳の記憶容量と考えられるわけですが、その桁数は「4桁」。

意外に少ない、と思うかもしれませんが、これが私たちの脳の記憶容量です。限られた容量ですから、有効に活用したいですね。

2章

時間管理スキルを上げる

本章の目標

◇先を見通す力、時間配分の能力を上げる。

◇ギリギリになって焦らないで済む習慣をつける。

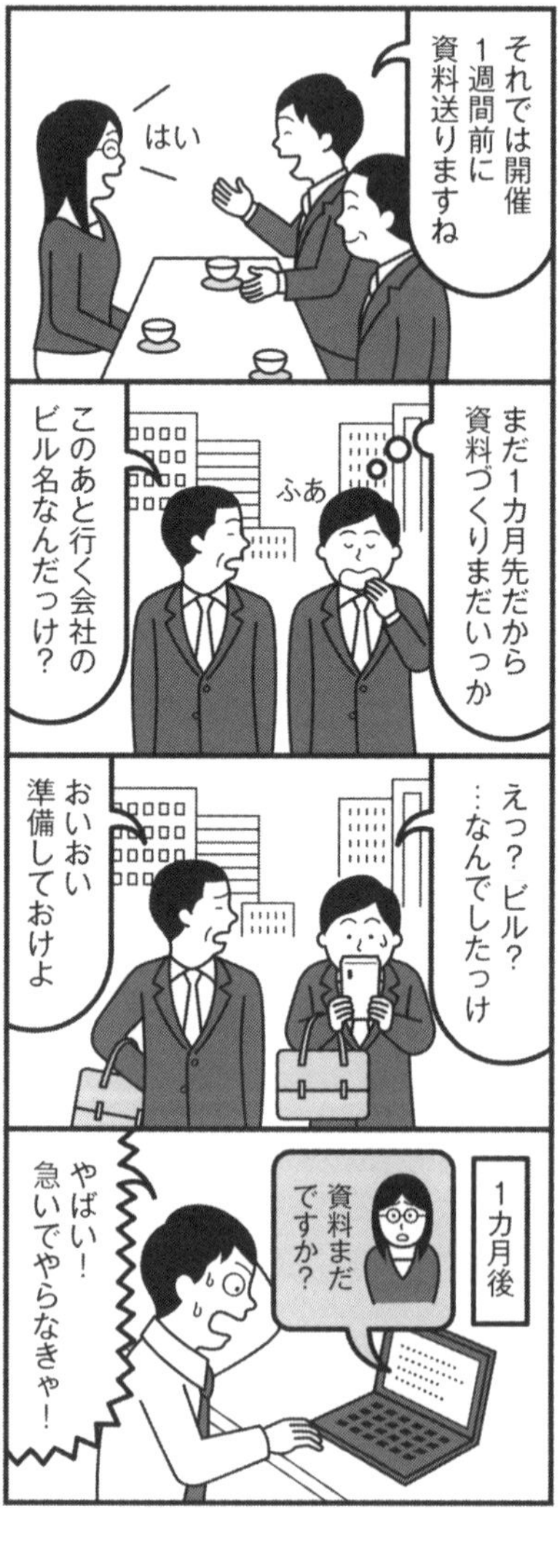

それでは開催1週間前に資料送りますね
はい
まだ1カ月先だから資料づくりまだいいっか
ふあ
このあと行く会社のビル名なんだっけ？
えっ？ビル？…なんでしたっけ
おいおい準備しておけよ
1カ月後
資料まだですか？
やばい！急いでやらなきゃ！

なぜ、時間がありすぎると、かえって仕事がはかどらないのか

「時間があるな」と思ったときほど集中できなかったり、ぎりぎりまで手をつけず締め切り間際になってから焦って作業をしたという経験、あなたはありませんか？

実は、このような「物事への取り組み方」は、ずぼらな性格によって起こっているのではありません。脳がちょっとした**「計算ミス」**をしているのです。

脳には、何かの課題を与えられるとその課題に対して、時間と達成できる度合いを見積もる機能があります。時間があるのに、はかどらなかったりぎりぎりになってしまったりするのは、この機能をうまく活かせていないということです。

とくに、**普段から時間に追われる生活をしていると、この計算能力は弱まってしま**

うことがわかっています。

そんなときに私たちがすべきなのは、まとまった時間を確保することではありません。**時間を正確に見積もる脳の働きを、高めること**なのです。

本書のテーマであるワーキングメモリは、「流れとしての時間」を司る働きもしています。ワーキングメモリをうまく働かせることで、未来の時間を正しく見積もり、予定を忘れることなく、スムーズにこなしていくことができるわけです。

本章では、ちょっとしたトレーニングによって、脳の「時間を見積もる能力」を高めていきましょう。

誰にとっても1日は24時間ですが、その過ごし方によって、その時間の有意義さには大きな開きが出てしまうものです。

反対にいえば、ワーキングメモリを鍛え、時間の管理能力を身につければ、与えられた時間を有意義に使うことができるようになります。

私たちは、いつでも未来について考えすぎている!?

時間を見積もる能力は、未来について考える力です。

ところで、私たちは1日のうちどのくらいの時間、未来について考えていると思いますか?

このことを調査した研究では、平均して1日に59個の未来(予定も含む)について考えていたそうです。仮に1日に起きて活動しているのが16時間だとすると、16分に1回は未来について思考している、ということになります。この頻度の高さは、ちょっと驚きですよね。

でも、こんなに考えている割には、なかなか予定通りに物事が運んでいないような気がします(本書を手にとっていただいている方には、共感いただけるのではないでしょうか)。

いったいそれはなぜなのでしょうか。

この「未来の思考」ですが、考えるタイミングに注目してみると、何かの作業に集中しているときではなく、注意を必要としない作業や単純作業のときに、意図せず浮かんでいることが多いようです。ぼんやりしているときに、ふと未来のことを考える……というのはなんとなくイメージ通りですよね（裏返すと、16分に1回のペースで集中が途切れている、とも言えそうです）。

これだけの頻度で未来について考えているわけですから、予定を忘れていたり時間の見積もりを誤るのは、思い出す頻度のせいではありません。問題は、思い出している「記憶の精度」です。

時間をうまく使えないと感じたときは、「記憶の精度」が低下してしまっているのです。

未来の思考はどうやって構築されるか

私たちは未来について考えるとき、まず大まかな構造を最初に思い浮かべ、そこに肉付けするように考えているとされています。これは、「構築的エピソードシミュレーション仮説」という考え方です。

たとえば、新しい資格を取るために、講座に通うことにしました。初日の説明会に行くとして、まず頭の中では、

「駅まで歩いて行って、今日は○○線に乗って、○○駅はたぶんすごく混んでいるからちょっと早めに着くようにして……」

と情報を組み合わせていきます。

はい、ここでちょっとストップ！　今お話ししたように、あなたは未来の予定を考えますか？

実際にはそんなことを考えているヒマはなく、真っ先にネットで検索するのではないでしょうか。あるいは、「その場で調べながら行く」という人もいるでしょう。とりあえず何も準備していなくても、その都度スマホで検索すれば、何も困ることはありません。

そんな便利なアイテムによって、最近はこの未来の思考についての構築と肉付けの

機会が、どんどん減ってきています。機会が減れば、それを支えるワーキングメモリの能力も使われず、使われない能力は徐々に衰えていってしまう、というわけです。

準備せずその場で検索、という行動をとるほど、私たちの「未来を思考する能力」——時間軸で自分の行動をシミュレーションして、それにイメージを重ねて未来の行動に役立てる力——**は低下してしまいます。**

結果、不測の事態に対する適応力が低下したり、未来を忘れてしまい予定通りにこなせないといったトラブルが引き起こされてしまっているのです。

ネットで得る情報が便利でも、それを活用した結果、自分自身の予定遂行能力を低下させてしまえば、元も子もありません。

情報を検索するのは、あくまでもシミュレーションの精度を上げるため、と位置付けてみましょう。まずは自分の頭の中で情報を構築し、肉付けしてから、そのサポートとして検索するのです。

このように、情報の扱い方や接し方を自分で決めることもまた、情報を全体の一部として位置付けるための大切なポイントです。

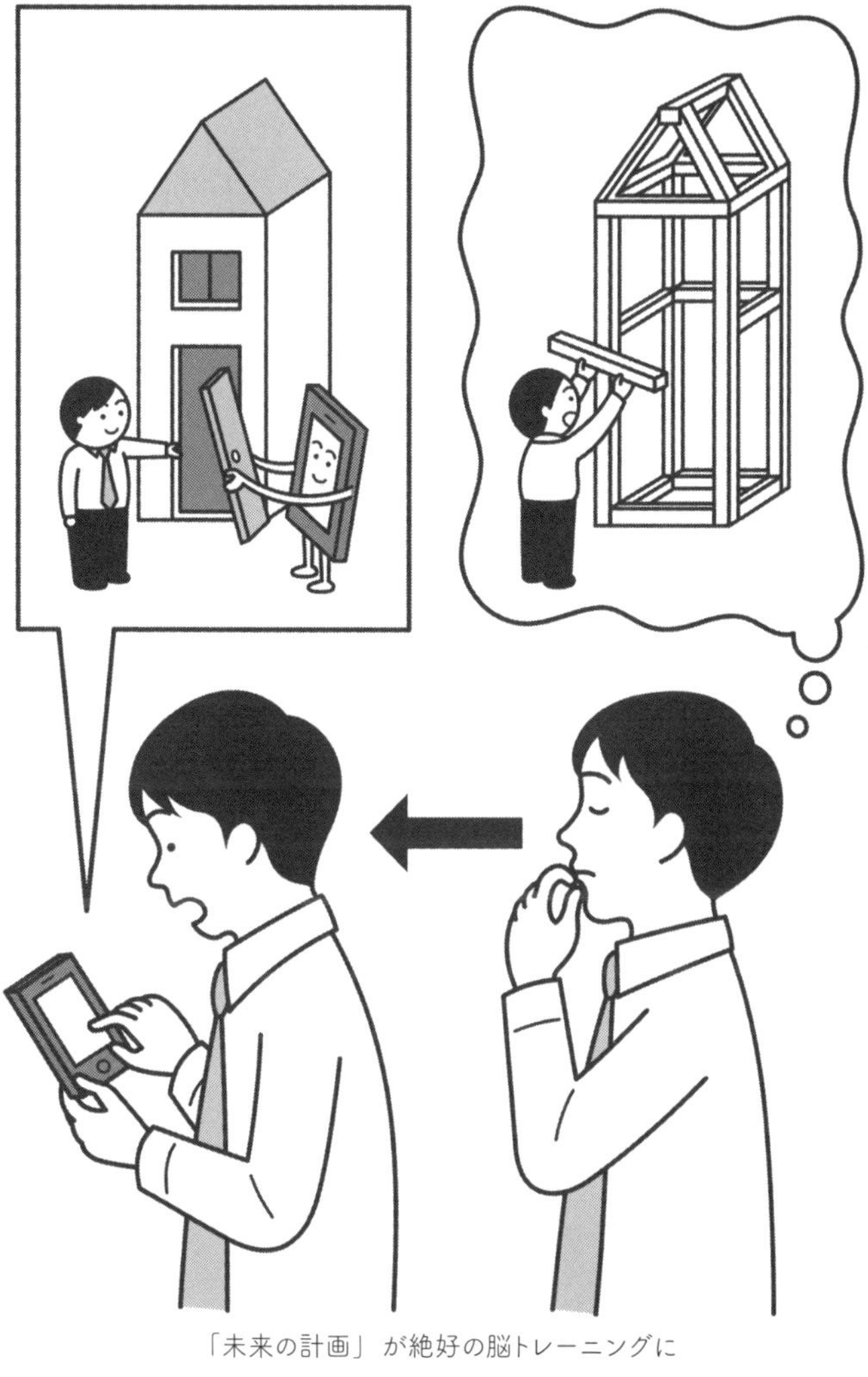

「未来の計画」が絶好の脳トレーニングに

未来のイメージ力を強化する

それでは、未来を詳細にシミュレーションする力は、どのように高めていったらいいのでしょうか？　ここでは、その精度アップの方法を考えてみましょう。

未来のシミュレーションは、近い未来（たとえば明日）と遠い未来（たとえば1週間後）で、その精度が変わります。時間的に近いほど具体的に考えることができ、遠いほうが曖昧《あいまい》になります。

これは、遠い未来ほど、その未来が実際に訪れるまでに脳が扱う情報が多く、すべてをまとめ上げるのが難しいからです。未来の予定までに扱わなければいけない情報の中には、その予定とはまったく関係のないものも含まれます。

では、遠い未来、たとえば3カ月後の特別なイベントを成功させるためには、どうしたらいいのでしょうか？

そんなときは、脳が扱う無関係な情報を減らすことが役立ちます。

日常生活がルーチンになればなるほど、情報の量と種類は減っていきます。全体の情報の量と種類が減れば、遠い未来でも一貫した情報にまとめ上げやすくなる、というわけです。

ここぞというイベントで力を発揮するには、そのイベントまでの日常——食事、行く店、着る服、買い物、会う人、作業の順番などをルーチンにしてみましょう。予測しなければいけないことが減った分だけ、脳はイベントのシミュレーションに力を注げるはずです。

個人的で明確な目標のすごい力

遠い未来のシミュレーションの精度を上げる方法を、さらに見ていきましょう。

未来を思考するときに働くのは、脳の前頭前野内側部《ないそくぶ》と後部帯状皮質という部分です。これらの部位をより働きやすいようにすれば、シミュレーションの精度を上げることができます。

前頭前野内側部と後部帯状皮質の働きは、「公の目標」よりも、**「より個人的な目標」を持って未来を思考したほうが活発になる**ことがわかっています。たとえば、1週間後にクライアントに向けたプレゼンの予定がある場合、

公の目標「なんとしてもクライアントからいい感触を得る」

よりも、

個人的な目標「冒頭の1分で相手の注意を集められるように入り方を変えてみる」

というほうが、より詳細にシミュレーションができる、というわけです（自分がこの1週間でどんな準備をして、どのようなスケジュールで過ごし、当日はどのように会場に臨むか、試しに考えてみてください）。

つまり、未来の予定に対して個人的な目標を立てられれば、その分シミュレーションの精度が上がり、予定通りに実行できる可能性も上げられる、ということです。

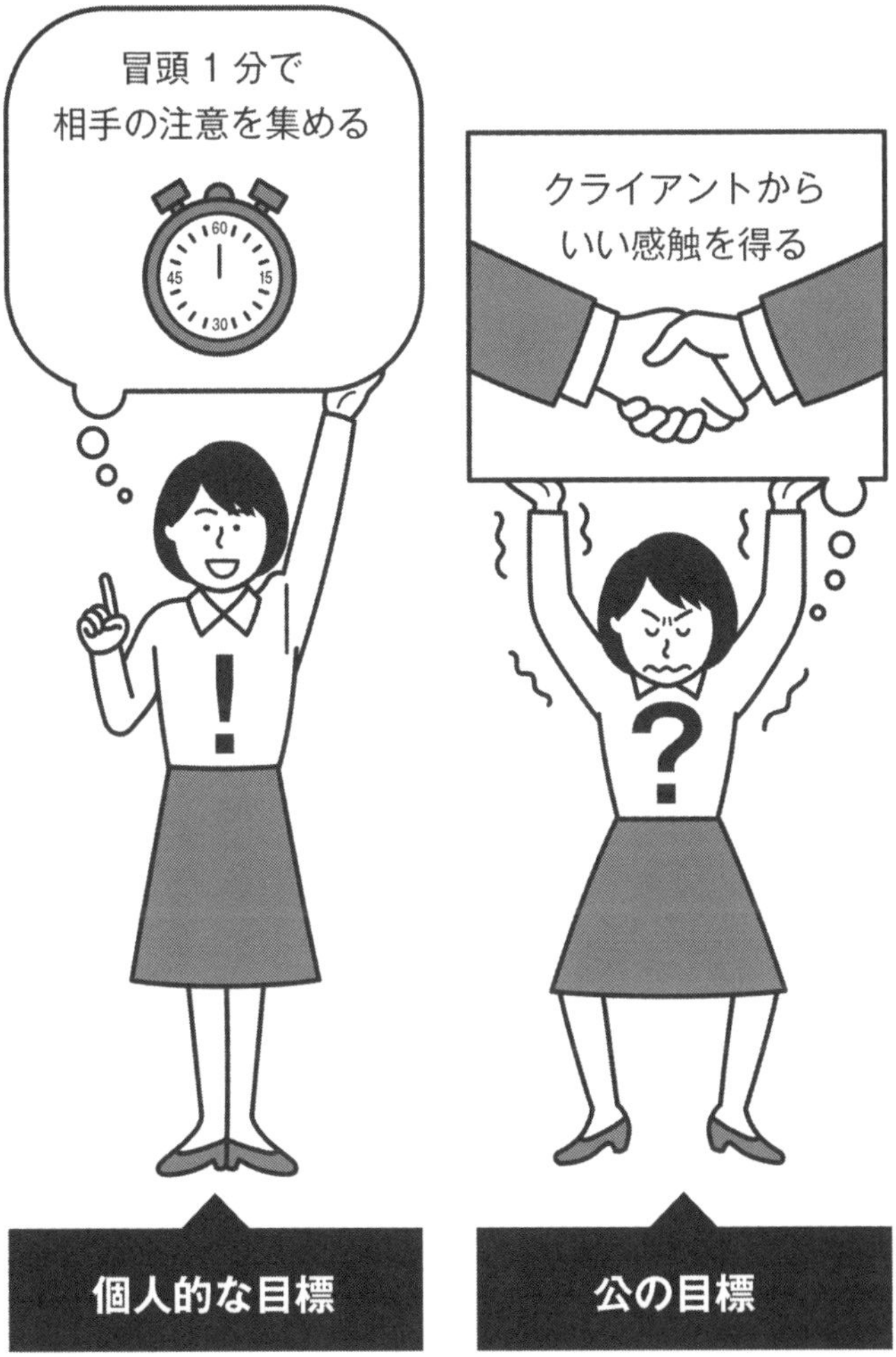
冒頭１分で
相手の注意を集める
60
15
30
45
クライアントから
いい感触を得る
個人的な目標
公の目標

「自分のこと」のほうが脳の働きは高まる

私たちは結局、「目標を立てられていない」だけだった？

未来の予定に対して個人的な目標を立てるには、脳のＢＡ10（84ページ参照）を機能させ、自分なりの長期的なテーマを設けておくことが役立ちます。しかしいきなり「自分なりの長期的なテーマ」と言われても、想像できないかもしれません。

そこでここでは、患者さんが病院を退院するときに行なっている「目標設定指導」を参考にしてみましょう。

40代女性のＣさんは、神経系の病気を持っていて、検査と薬の見直しを目的に入院しました。入院中には、脳と身体の機能が低下しないようにリハビリテーションを受けていましたが、無事退院することになり、その際に「目標設定指導」を行なうこととなったのです。

そもそも、病院を退院するときに、退院後の生活に向けて「目標設定指導」が行なわれる、ということにピンとこない方もいるかもしれません。

病院での治療で病気がよくなっても、その状態を維持するには、脳や身体の働きを保つ生活習慣が必要です。退院後という未来の生活を、患者さんが自分の力で望む形に変えていけるようにサポートするのも、リハビリテーションの役割です。その一環として、より個人的で具体的な目標を設定することが役立ちます。それには、次のような方法が使われます。

まず、Cさんには、入院前の1日の生活で、朝から晩までやっていたことを列挙してもらいました。

朝起きる、歯を磨く、洗顔、朝食、新聞を読む……という感じです。難しく考えずに、やっていることをすべて、とにかく書き出してもらいます。

書き出し終えたら、それに重要度を10段階でつけてもらいます。

Cさんのこれからの生活で、「これをしていないと困る」とか「これをしているときに充実感が得られる」という行為には高い点数を、「やってもやらなくてもいい」という行為には低い点数をつけます。

この作業のポイントは、

「病院で健康になるための話をしているんだから、朝早く起きることに10点をつけなきゃだめだ」

など、他人の価値観を混ぜ込まないこと。Cさんにも、**「自分にとって重要かどうか」**で、淡々と点数をつけてくださいとお願いしたところ、Cさんは「買い物」「洗顔」「友達とのおしゃべり」に高い点数をつけました。

一通り点数をつけ終えたら、さらに高い点数がついた行為を中心に「これからの生活で、とくに重要だと思う行為」を5つ挙げてもらいます。次のページのイラストにあるように、Cさんは「買い物」「洗顔」「友達とのおしゃべり」「料理」「入浴」を挙げました。

❶ 1日の生活（朝～晩）でやっていたことを列挙

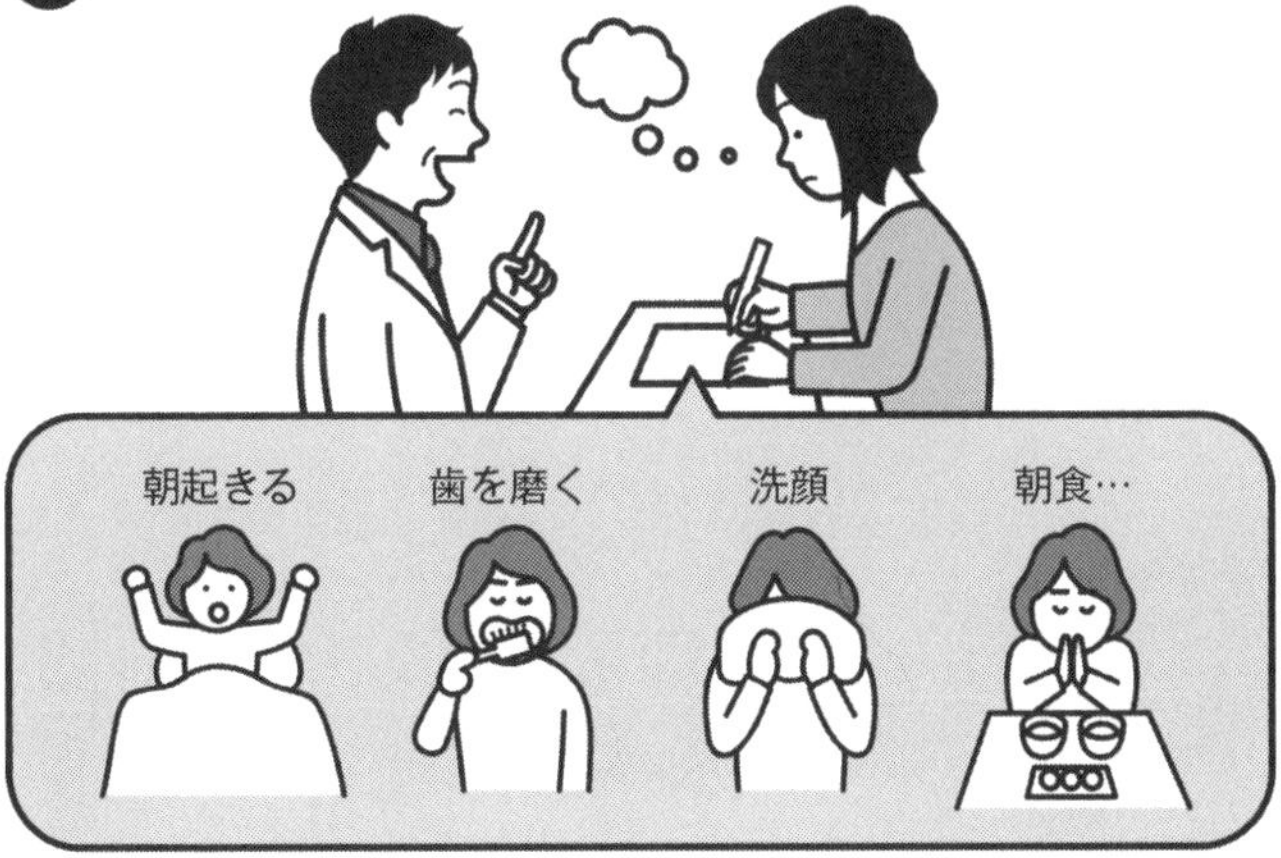

❷ それらの行動の『重要度』を10段階でつける

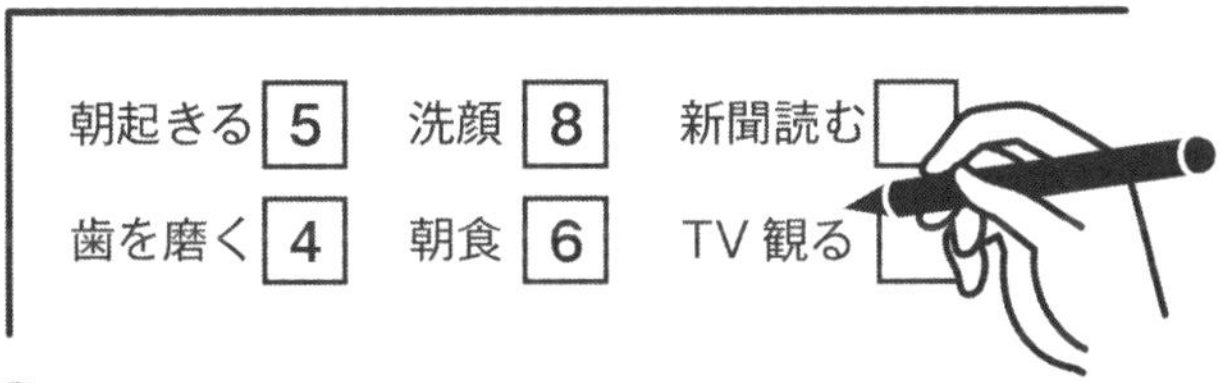

❸ ②で高得点なものの中から「これからの生活でとくに重要だと思う行為」を5つ挙げる

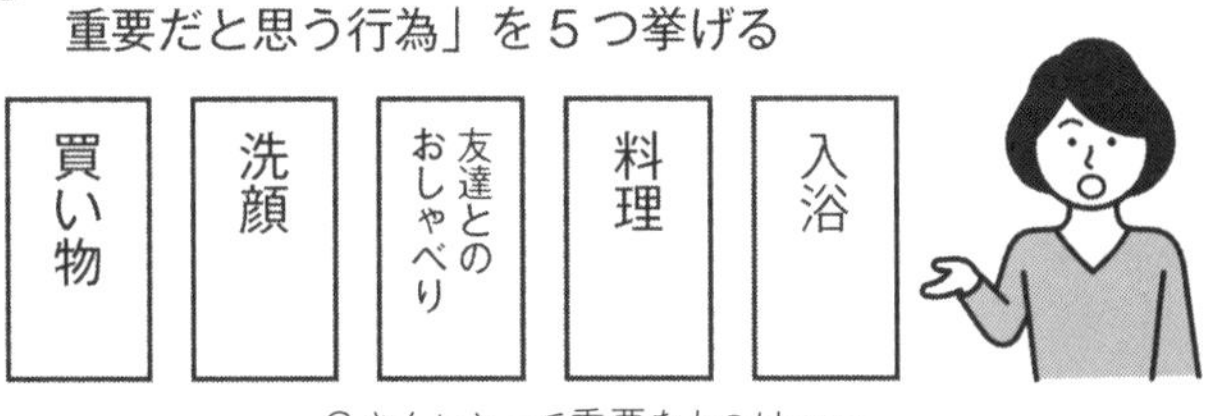

Cさんにとって重要なものは……

さて、5つピックアップできたら、今度はその5つに対して、その遂行度（入院前や今、やっているかいないか）を10段階で点数をつけてもらいます。やっていたら高い点数を、やっていなかったら低い点数をつける、という具合です。

Cさんは「買い物　10」「洗顔　10」「友達とのおしゃべり　5」「料理　7」「入浴　10」とつけました。

そこから、その5つの行為の満足度を、また10段階でつけてもらいます。重要度と遂行度、満足度は、一致する必要はありません。

たとえば、遂行度が3の習慣に対して、3ぐらいやっていることで十分満足だと思っているなら、満足度は高い点数をつけます。もっと上手にやりたいとか、なかなかやる時間がなくて不満という場合は低い点数をつけます。

Cさんは「買い物　3」「洗顔　5」「友達とのおしゃべり　8」「料理　5」「入浴　8」とつけました。

最後に、自分の生活に重要な5つの行為のうち、もっとも簡単に満足度を1点でも上げられる行為を1つ選んでもらいます。そしてそれを1点でも上げるための方法を考え出します。これで、個人的で具体的な目標ができる、というわけです。

さてCさんは、

「もっとも簡単に点数を上げられそうなのは買い物」

だと答えました。詳しく聞いてみると、

「少し遠くまで歩かなければならないところにおしゃれなスーパーがあり、そこで買い物をすると、新しい料理を作ってみたいとか、気に入った食べ物をストックしておくとかで楽しくなるんです」

ということでした。

おしゃれなスーパーまで買い物に行くということは、日中の運動量を確保することにつながります。日中の適切な運動が健康な状態を維持するために必要であることは言うまでもないことだと思います。

けれども、ただ「運動量を確保する」という公の目標では、なかなか続かない、という方も多くいらっしゃいます。運動量を確保するために何をしたらいいかがわからなかったり、退院したら忘れてしまったり、最初だけ頑張っても続かなかったりするでしょう。

でも、ここで「おしゃれなスーパーに買い物に行く」という個人的な目標が立ったことで、Cさんは生活の中に、運動を組み込むことができました。実際に退院後は、運動量が増えましたし、おしゃれなスーパーに行くために身だしなみを整えたり、料理をする機会が増えるなどの波及効果もありました。

Cさんのように**個人的で具体的な目標を立てることができると、脳の中で未来のシミュレーションが詳細になり、自分が望む行動をサクサクこなすことができます。**

この重要度、遂行度、満足度という3つの軸で自分が何をすると充足されるのかを言語化、可視化する方法は、リハビリテーションの分野では古くから使われてきました。そして現在では、健康管理をサポートするアプリの開発にも応用され、私たち健康な人たちが、やりたいことを実現するのに役立てられています。

あなたもぜひ、やってみてください。あなただけの個人的で具体的な目標が設定され、日々の行動が変わっていくことを実感できるはずです。

❹ ③で挙げた５つの『遂行度』を10段階でつける

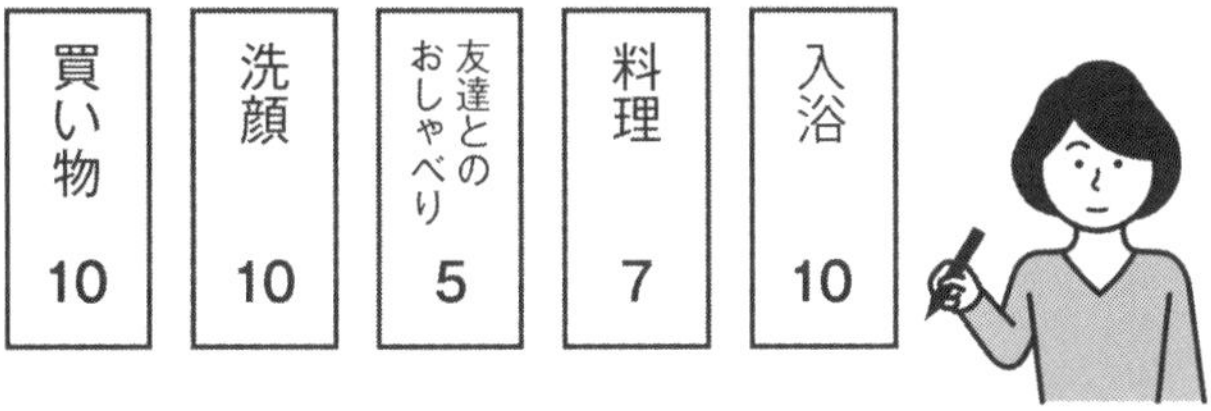

❺ さらに満足度を10段階でつける

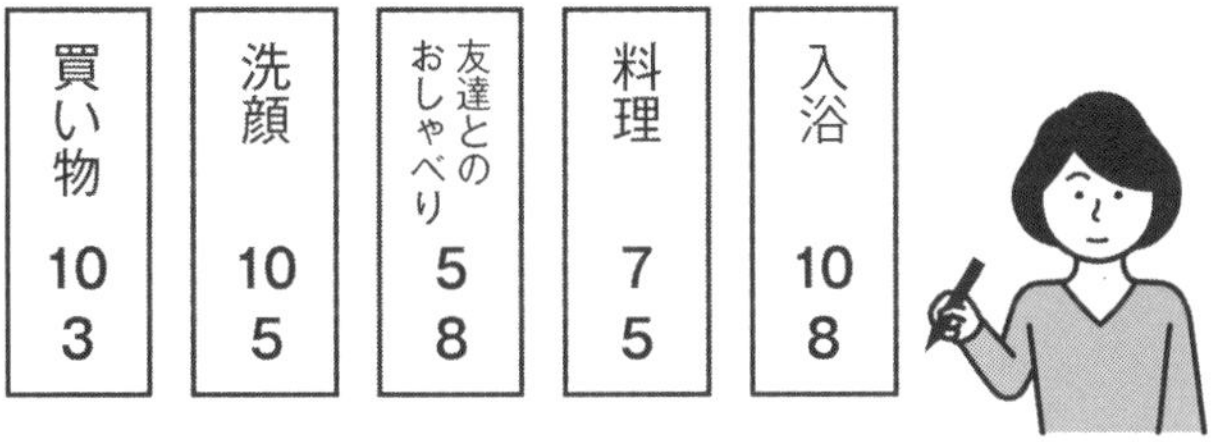
買い物
10
3
洗顔
10
5
友達とのおしゃべり
5
8
料理
7
5
入浴
10
8

❻ ５つのうち、もっとも簡単に、満足度を１点でも上げられる行為を１つ選ぶ

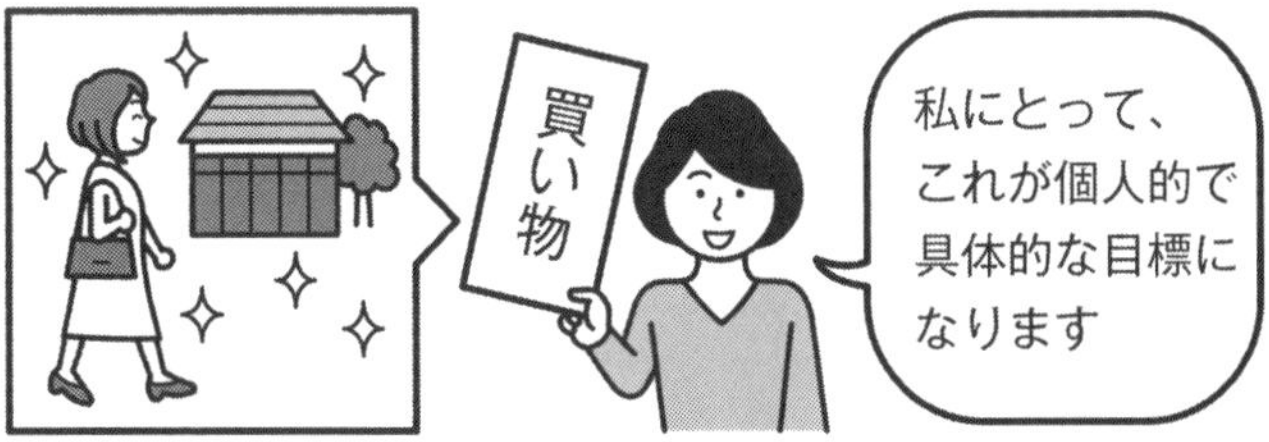
買い物
私にとって、
これが個人的で
具体的な目標に
なります

「おしゃれなスーパーに買い物に行く」で行動力がアップ!

予定を忘れない人の脳はどうなっているのか

さて、もっと近い未来、つまり**数日後の予定を忘れない**ためには、どのようにすればよいでしょうか。

うっかり予定を忘れてしまう人がいる一方で、そんなミスがまったく見られない人もいます。予定を忘れずに把握して実行できる人の頭の中では、どんなことが起こっているのでしょうか。

予定日時に電話をかける課題が与えられて、無関係なことをして過ごしながら指定された日時になったらその通りの行動ができるかどうかを調べた実験があります。

この実験では、時間通りに電話をかけられた人と、電話をかけるのを忘れてしまったり時間がずれてしまった人とに分かれました。しかも、**時間通りに電話をかけられた人とそうでない人には、予定の思い出し方に違いがある**ことがわかりました。

時間通り電話をかけられた人たちは、電話をかける時間がずれた人たちよりも高い頻度で、**意図せずに、課題について思い出していました**。とくに、課題を実行する日の思い出す頻度の差は顕著でした。

意図せずに予定について思い出す、ということは、誰しも経験があると思います。「あっ、あのメールの返信をしなきゃいけないんだった」などという思考は、前後の考えとは何の脈絡もなく突然頭をよぎります。

この〝意図しない思い出し〟が、結果的に、予定を忘れずに実行することに役立っているのです。

本章の冒頭では、私たちは頻繁に未来のことについて考えている、とお話ししました。さらにここでは、ただ考えるだけではなく、それをうまく活かす方法を紹介しましょう。

〝意図しない思い出し〟を活用するには、2つの方法が考えられます。

まず1つは、**「課題が与えられてすぐに予定の詳細を詰めておくこと」**です。「明日、あのメールの返信をするんだった」と浮かんだときは、その予定だけが浮かぶわけではありません。

「イベントの決定日時が書いてあったっけ？」

「メールの後半に要望が書いてあったかも」

という感じで、脳は正確に予定を実行できるように情報を肉付けします。これを、予定が決まったらすぐに行なうのです。

情報が増えて詳細が詰まってくることで、予定のイメージが具体的になり、その重要度も高まります。重要度が高まったイベントは、そのイベントに直接関係することだけではなく、あなたの行動全般を効率よくするためのパーツとして、スケジュールに組み込まれていきます。こうなれば、前後の他の予定も忘れにくくなります。

予定が決まったらそれをメモして終わりにするのではなく、遂行するところまで考えを巡らせておくようにしましょう。

〝意図しない思い出し〟を活用するもう1つの方法は、**「何度も思い出すこと」**です。あべこべのように感じるかもしれませんが、意図して思い出すようにすると、意図しない思い出しが増えていきます。

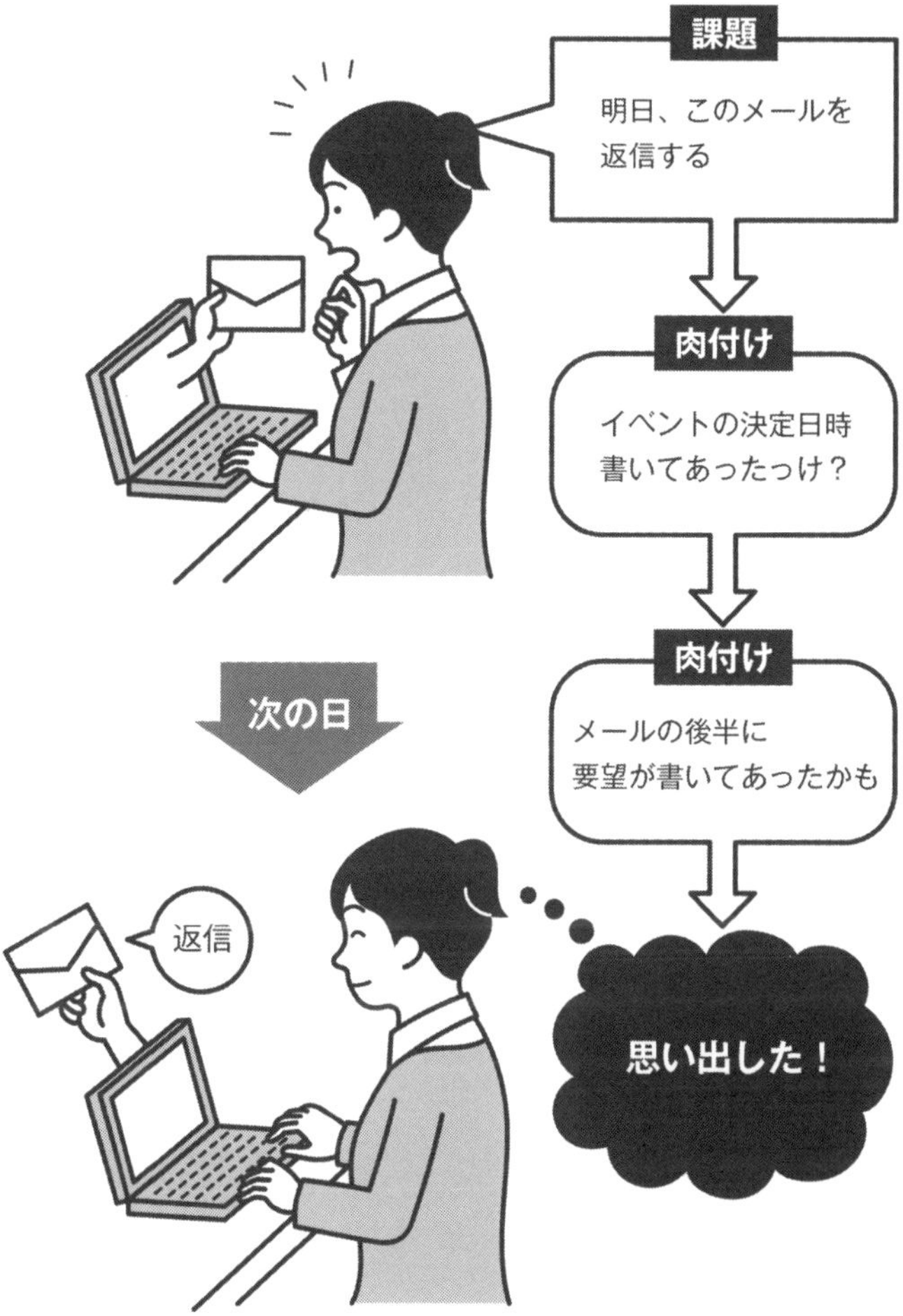
課題
明日、このメールを
返信する
肉付け
イベントの決定日時
書いてあったっけ？
肉付け
メールの後半に
要望が書いてあったかも
次の日
返信
思い出した！

「すぐ考えておく」と思い出しやすくなる

思い出すたびに、記憶を担う神経活動は再活性化します。実行日が近づくにつれ思い出す頻度が高まると、記憶が活性化される確率が高まっていくのです。

どうしても忘れてはいけない事柄は、「『明日はこれをする』と1日に3回思い出す」というように高頻度で能動的に情報にアクセスしておきましょう。すると、意図しない思い出しも増えて、記憶の精度も上がります。

覚えているうちになるべく詳細まで詰めておくこと。意図的に何度か思い出すこと。この2つによって、あなたの脳も、忘れず行動できるようになります。

簡単エクササイズ

頭の中で「朝から晩まで」自分を行動させる

頭の中でもう一人の自分を行動させてみて、行動が滞ったところに情報を付け加えてみましょう。出張や旅行に行くときに試してみるとやりやすいと思います。朝起きてから、家を出て、どこを通ってどこに行き、誰に会って何を話す……。頭の中だけで自分を動かしていると、道に迷いそうなところや準備し忘れているものに気がつきます。そこで情報を肉付けして、イメージをより具体的にしておきましょう。行動をイメージするだけでも、実際の行動で使われる脳の部位が働きます。

行動（イメージ）が先で、その行動を果たすために情報を使う、という順番で情報に接することで、予定忘れを防ぐことができます。

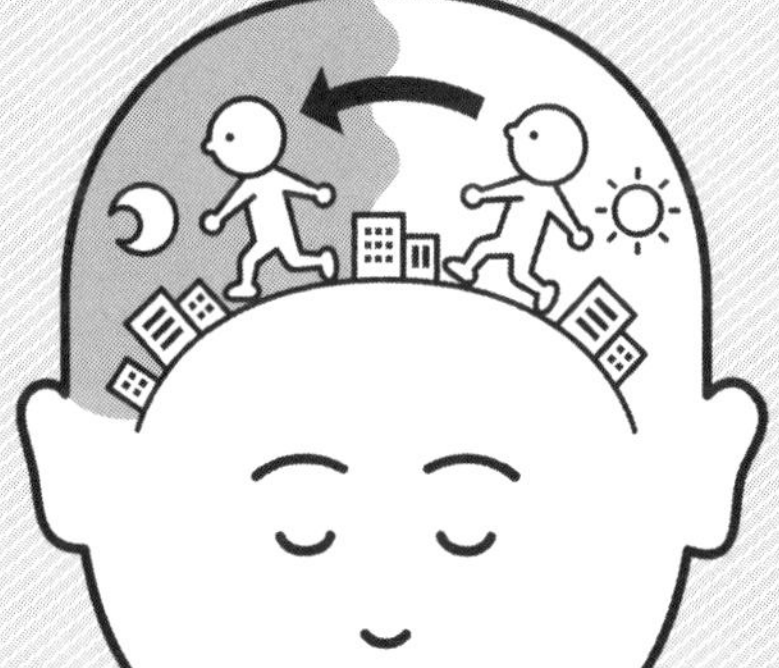

大事なイベント前には、日常生活をルーチンにする

週末や数カ月先に大事なイベントの予定が入ったら、そのイベントまでの日常生活をできるだけルーチンにしてみましょう。いつも通りの生活を送ることで、複雑な情報処理を避けられ、遠い未来のイベントのイメージを描くことができます。

コンディションを整えるためにエステに行っておこう、気合が入るように新しいネクタイを買いに行こうなど、新しい段取りや準備が増えてしまうと、イベントに行き着くまでに処理しなければならない情報が増えてしまい、未来のイメージが曖昧になります。

気合いを入れたいときほど、予定外の行動は避けたほうが賢明です。

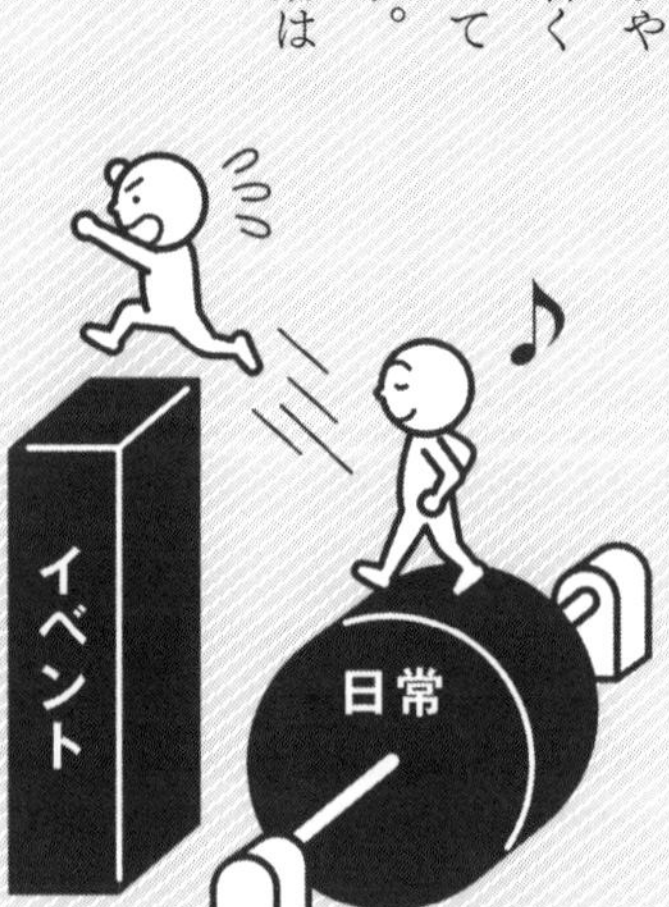

column

行動力は「結果」より「過程」から生まれる

「何かを覚えておく能力」というのは、高ければ高いほどよい、ということではありません。ある予定のことばかり思い出してしまい、目の前の仕事がちっとも手につかないということもあるでしょう。

たとえば、結婚するうえで週末に相手の両親に挨拶《あいさつ》に行くとか、突然来月に異動する辞令を受けて今週末に引っ越しをしなければならない、といった個人的かつ近い未来で大きなイベントがあると、そればかりが頭をよぎり、目の前のデスクワークなんて手につかなくなります。条件がそろってしまったことにより、未来の予定ばかりがやたらに浮かび、脳内を占拠してしまうわけです。

神経症の分類の中には、家のカギを閉めたことを頭ではわかっていても何度も確認してしまう確認強迫、手を洗ったのをわかっているのに何度も洗ってしまう洗浄強迫、というような、ある特定の行為に強く執着してしまう「強迫神経症」があります。これこそまさに「忘れられなくて困る」という問題であり、この強迫神経症の人の脳の活動を知ると、「忘れられない問題」を解決する糸口が見えてきます。

強迫神経症の方は、行動を命令する直接回路と不要な行動を抑制する間接回路のバランスに不具合が起こっていることが明らかになっています。

この間接回路を担うのが序章で紹介した「DLPFC」や「ACC」です。DLPFCは洗浄強迫と関係し、ACCは確認強迫と関係していると考えられています。

つまりここでも、ワーキングメモリの不具合が関係しているのです。

強迫神経症の方の行動を観察していると、やめられない強迫行為が起こるときと起こらないときがあります。「結果」に対して行動しているか、「過程」に対して行動しているか、という違いです。

確認強迫や洗浄強迫は、「ロッカーに忘れ物があるかも」とか「手が汚れているかも」という「結果」に対して行動が起こります。

ところが、リハビリテーションの治療として、ものをつくるなど手が汚れる作業をしたり、集中して取り組むべきことをしていると、これらの強迫行為は起こりにくなります。それは、「結果」ではなく、行動の「過程」に注意力が使われているためだと考えられます。ものをつくるという目的に向かって行動しているときには、必要なことを覚えて作業に活かすワーキングメモリが頻繁に使われます。行動の結果ではなく、過程に関与するワーキングメモリの働きが高まることで、脳の不具合が解消した、というわけです。

結果ではなく過程に注目することは、私たちがやるべきことを先延ばしにしてしまうことへの対策にも活用できます。

先延ばしにしてしまうときは、行動の「結果」にだけ注意が割かれています。「やりたくないな」「面倒くさいな」という気持ちは「すべて終わらせる」という結果に注目することで生まれているのです。しかしここで、「少し手を付ける」という過程に注目すればどうでしょうか。少し手を付けている様子ならば、脳はすぐにイメージできます。イメージできれば行動の命令ができ、やるべきことを始めることができるのです。始めてしまいさえすれば、終わりまでやることは脳にはそう難しい課題ではありません。こうして、脳の性質を知ることで、行動力を高めることができるのです。

3章

「見落とし」を徹底的に防ぐには？

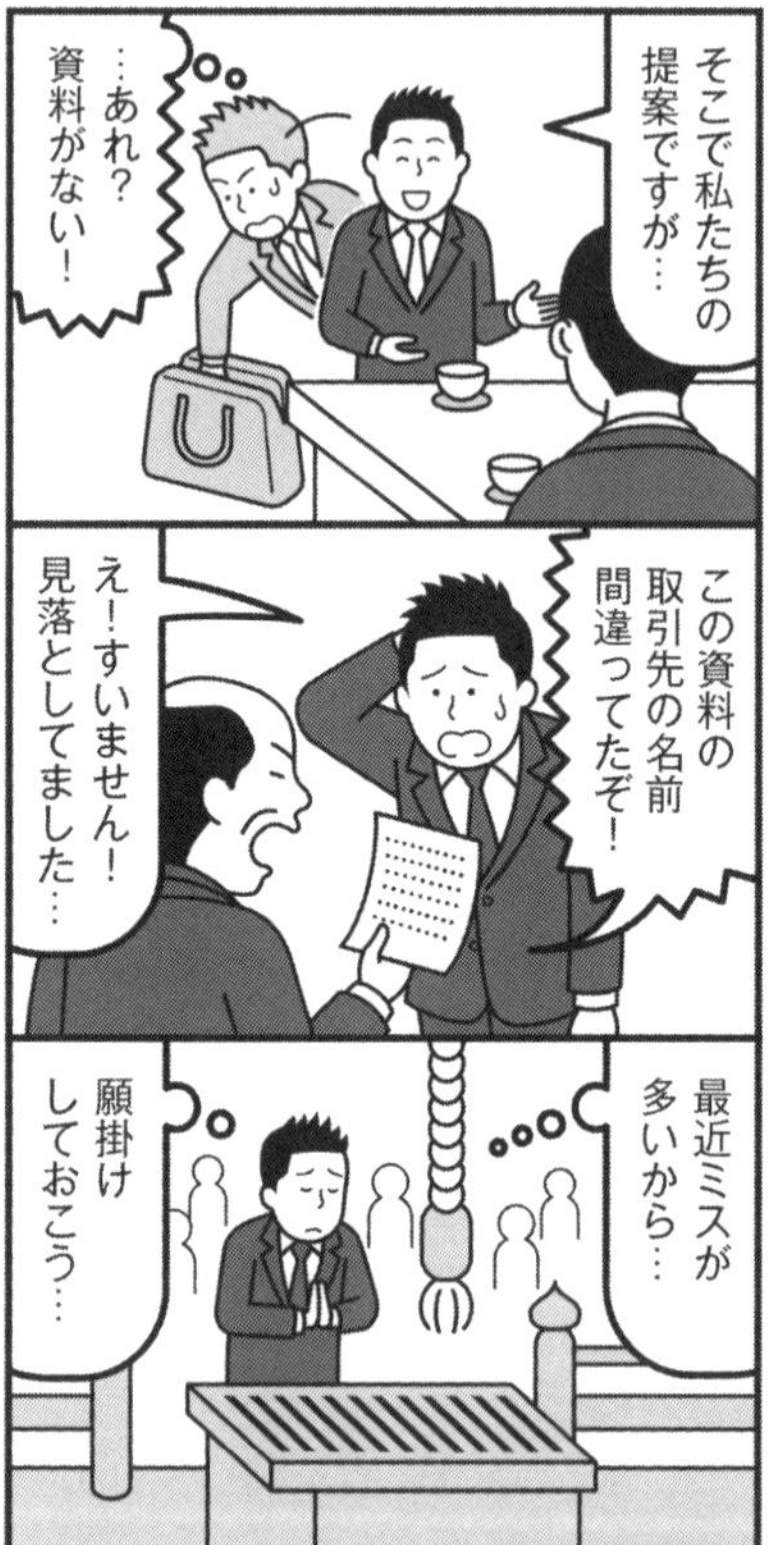

そこで私たちの提案ですが…
…あれ？資料がない！
この資料の取引先の名前間違ってたぞ！
え！すいません！見落としてました…
最近ミスが多いから…
願掛けしておこう…
別の宛名の郵便をいただいたようなのですが…
うわ～!!

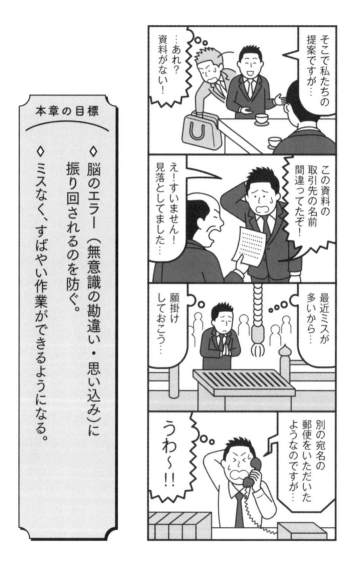

本章の目標

◇脳のエラー（無意識の勘違い・思い込み）に振り回されるのを防ぐ。

◇ミスなく、すばやい作業ができるようになる。

「重要なことなのに、気づかなかった」となるのは、いったいなぜか

「今まではこんなことはなかったので、注意していませんでした」

これは、ヒヤリハット事例（重大な事故には至らなかったものの、直結してもおかしくない、一歩手前の事例）が起こったときにその当事者がよくするコメントです。

業務中、重要なことを見落としてしまい、ヒヤリハット事例を起こしてしまうことは、誰しもあります。この見落としは、安全管理やリスクマネジメントの対象であり、要因分析をするなどして、とにかく未然に防がなければなりません。

私は、企業の安全対策会議に、社外からの客観的な意見を言う立場として出席することがあります。本章ではその経験を踏まえ、脳の観点からヒヤリハットにつながり

かねない見落としを防ぐ方法を見ていきます。

さて、ヒヤリハットに対する要因分析の結果、原因が見つからないので、「単なる不注意だったようだから、これからは気をつけるように」と上司が指示することがあります。しかしこれでは、何の解決にもなりません。注意を促してもミスがなくならないので、社員総出で近くの神社に安全祈願をしに行った、という話も聞いたことがありますが、それもまた解決につながらないのは言うまでもありません。

もう少し根本的な解決をするために、**脳がどのように見落とすのか、そのしくみを知り、実効的な対策を考えていきましょう。**

ワーキングメモリ能力が高い人は不注意になりにくい

不注意や見落としの原因の1つに、「他のことに目が行っていた」ということがあ

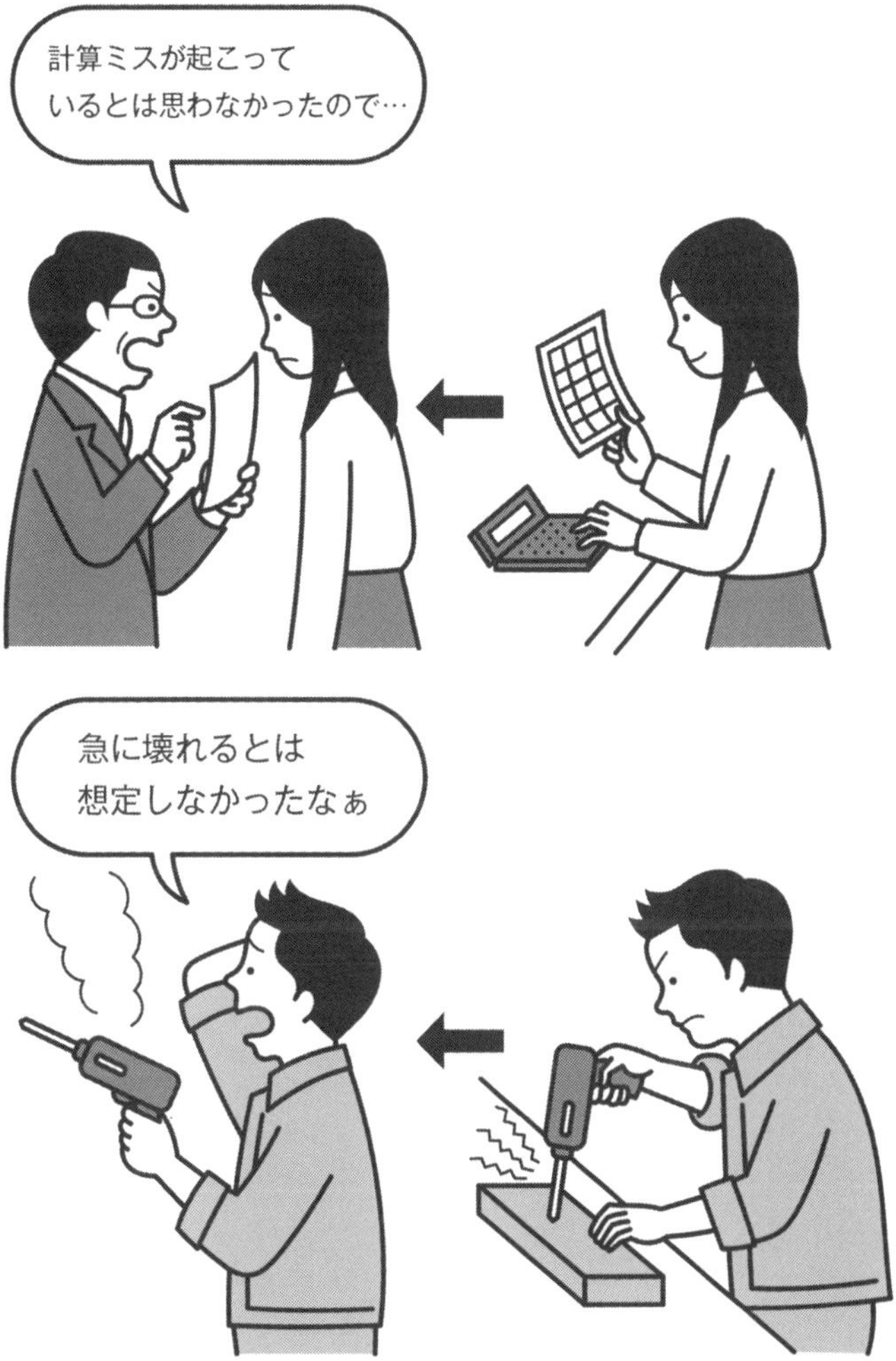

「不注意」は、どんなに気を付けても減らせない

ります。注意がそれてしまったがゆえの見落としです。

実は、**ワーキングメモリ能力が高い人は、他の関係のない出来事があっても、注意がそれにくい**ことが明らかになっています。

何か目立つ刺激があるときに、注意がそちらに流れてしまうことを「感覚補足」といいますが、ワーキングメモリ能力が高い人は、この感覚補足が起こりにくいのです。

たとえば、切符を手にして駅の自動改札機に向かっている最中に、救急車のサイレンの音が聞こえたとします。サイレンのような目立つ刺激が耳に飛び込んでくると、

「なんだろう？」

と注意がそらされてそちらを見ます。これが感覚補足という現象です。一瞬注意がそらされたので、自動改札機に切符を入れたものの、受け取らずに通り過ぎてしまい、乗り換えの改札口についたときに、

「あれ？　切符がない」

と気づく。感覚補足によって、このようなトラブルが起こります。

たとえ急にサイレンが鳴っても、感覚補足を起こさずに切符を取っていける人。そんなワーキングメモリ能力が高い人になるのが、この章の目標です。

注意力のトップダウンとボトムアップ

注意力には、「トップダウン注意」と「ボトムアップ注意」があります。

トップダウン注意……自分の意図で注意を払うこと
ボトムアップ注意……目立つ刺激で注意を奪われること

2つの機能を並べてみると、**集中力を高めて不注意を防ぐには、トップダウン注意を鍛えて、ボトムアップ注意を制御することが重要**だとわかります。

トップダウン注意は、「概念駆動型注意」です。知識やワーキングメモリに保持している情報に基づいて、自発的、意図的に注意を向けています。すばやく注意を向けるのには適していませんが、目的を持って持続的に注意することができます。

一方、ボトムアップ注意は、「刺激駆動型注意」です。目立つ刺激に自動的に注意を向けます。ボトムアップ注意は、反射的でありすばやさに優れています。より目立つほうに注意が流れるため、持続的に何かに注意を向け続ける機能は担っていません。


この2つの注意機能には優劣はなく、どちらも必要です。

トップダウン注意がうまく働かないと、先ほどのサイレンに注意が奪われて切符を取り忘れるようなことが起こります。

一方、ボトムアップ注意が働かないと、授業中に友人との話に夢中になっていて先生に注意されているのに気がつかない、という不具合が起こってしまいます。

トップダウン注意で目的を持って不要な情報を排除しつつ（サイレンを排除して切符を忘れない）、ボトムアップ注意で目的が誤っていないかをチェック（先生に注意されて授業を聞く目的を再設定）しているのです。**「目的」が注意を制御し、「注意」が目的を問い直す**関係です。

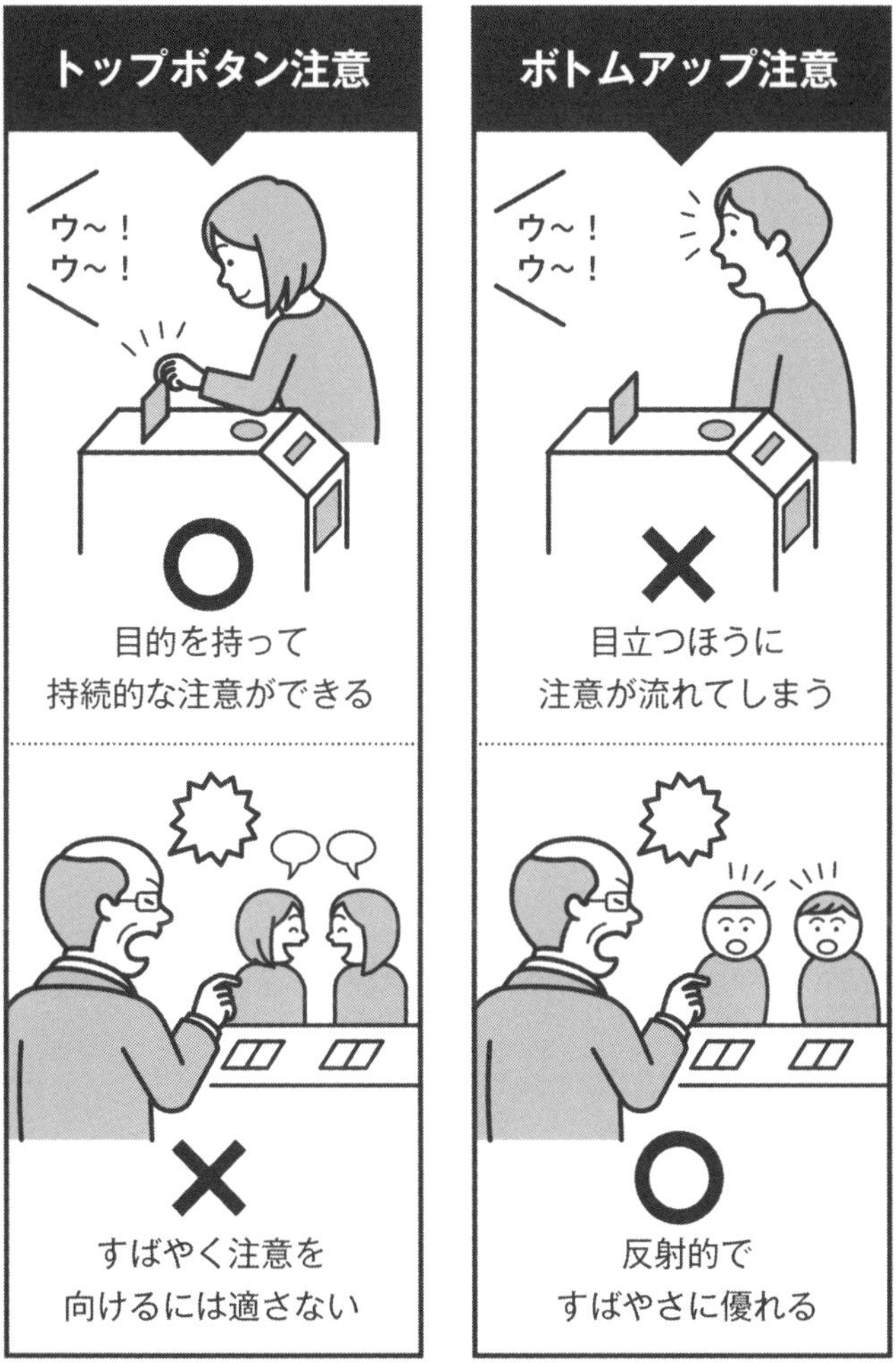

ボトムアップ注意とトップダウン注意

これらの２つの注意は、それぞれ、重要な役割を果たす脳の部分が異なります。トップダウン注意は頭頂間溝《とうちょうかんこう》（ＩＰＳ）、ボトムアップ注意は側頭頭頂接合部《そくとうとうちょうせつごうぶ》（ＴＰＪ）です。

トップダウン注意によって必要な情報をピックアップして注意を払うためには、そもそも不必要な情報も認識されていないといけません。ＩＰＳは、何に注意を向けるのかの前段階になる、「今触れている情報」を認識する役割を担っています。

様々な情報を把握したうえで、不必要な情報をブロックし、必要な情報に注意を向け続ける。それが、ワーキングメモリの「目的のために覚えておく力」「情報を生かしたまま泳がしておいて、監視する力」を支えていると考えられています。

専門的な研究では、トップダウン注意とワーキングメモリは、「注意」と「記憶」という別ジャンルに分けられるまったく別の機能のように扱われています。しかしＩＰＳの働きから考えると、「トップダウン注意によってワーキングメモリが可能になっている」と考えることができます。

一方、ＴＰＪは、「注意を払っていない刺激」を検出する役割を担っています。

私たちが目指すべきことを言い換えると、**「ボトムアップ注意を働かせてくまなく情報を把握し、見落としをなくしたうえで、トップダウン注意によって必要な情報にだけ注意を向け続ける」**といえるでしょう。

「見落とすもの」「見落とさないもの」の分岐点

さて、見落としは、目で見たところから脳で認識するまでのどの過程で起こるのでしょうか。この点に着目して、ここでは4つの「見落とし防衛法」を紹介しましょう。

私たちの視覚は、網膜で捉えた映像が後頭葉《こうとうよう》にある一次視覚野《いちじしかくや》に送られ、そこから五次視覚野まで経由して、頭頂葉にある後方連合野で他の感覚（聴覚や触覚）の情報とつながれています。さらにその情報が、記憶を司る側頭葉《そくとうよう》を経由して（つまり過去の記憶によって情報が意味付けされて）前頭葉に送られ、行動の命令が下されています。

脳には、このような「視覚→前頭葉」という情報の流れ以外に、「前頭葉→視覚」という逆方向の流れもあり、視覚映像を操作しています。視覚映像の操作は、最初に情報が伝えられる一次視覚野にまで及んでいるので、実際に見たままの情報を扱っているのは「網膜だけ」です。網膜は脳というよりも目の一部ですから、**情報は脳に入った瞬間から加工されている、**ということになります。

私たちは無意識に、**「○○を見るつもり」というフィルターによって、見るものの取捨選択をしています。**つまり、私たちを悩ませる**「見落とし」は、脳に情報が入ったときにはもう、起こってしまっているの**です。

見落としを防ぐ方法1 「標的フィルター」の精度を上げる

このような情報の流れから考えられる見落としを防ぐ1つめの方法は、**「○○を見つける」という標的フィルターをしっかり機能させる**ことです。どうせ脳は情報を加工してしまうわけですから、意識的に「不要な情報」だけを削ぎ落とし、「必要な情報」だけを見せてくれるようにすることで、見落としを防ごう、という視点です。

この脳のフィルターに関して、面白い実験があります（141ページ参照）。

仕掛け人が通行人に、地図を見せて道を聞きます。通行人が道順を説明している最中に、仕掛け人と通行人の間を「大きなついたて」を持った人が通ります。

仕掛け人はついたての陰に隠れて、一瞬通行人の視界からいなくなりますが、そのタイミングで別の人間に入れ替わるのです。この実験では、「道を説明している人は、相手が交代したことにどのくらい気づくことができるか」が調べられました。

その結果、話している最中に相手が入れ替わっているにもかかわらず、かなりの人がそのことに気づきませんでした。

標的に設定されていなければ、話している相手はただ目に入っているだけ。まったく別人に変わってしまっても気づかないのです。

さらに面白いことに、道を聞かれる人と聞く人の両者が学生同士であった場合、聞いている人そのものの交代には気づかなくても、ファッションが変わっていることには気づく傾向が見られました。**本人がもともと関心を持っている情報は、「標的」になっているため見落としが起こりにくい**、というわけです。

たとえば山菜採りに行った場面を想像してみてください。初めて参加した人は、山菜と雑草のどこが違うかわからない、ということがよくあります。ただ、そういう人もガイドに教わってしばらくすると、「目が慣れてきた」感じがして、見分けられるようになってきます。

脳のチャンネルが切り替わっているような感じで、**同じものを見ていながら、受け取っている情報が変化している**のです。

つまり、**必要な情報をキャッチし見落としを防ぐには、自分の関心事やテーマを明確にしておくことが大切だ**といえます。「モテたい」「うまく話せるようになりたい」「お金を増やしたい」「環境問題を解決したい」など、どんなことでもテーマが定まっていれば、必要な情報が勝手に視覚情報として飛び込んできます。

❶
仕掛け人Ａが
地図を見せて道を聞く

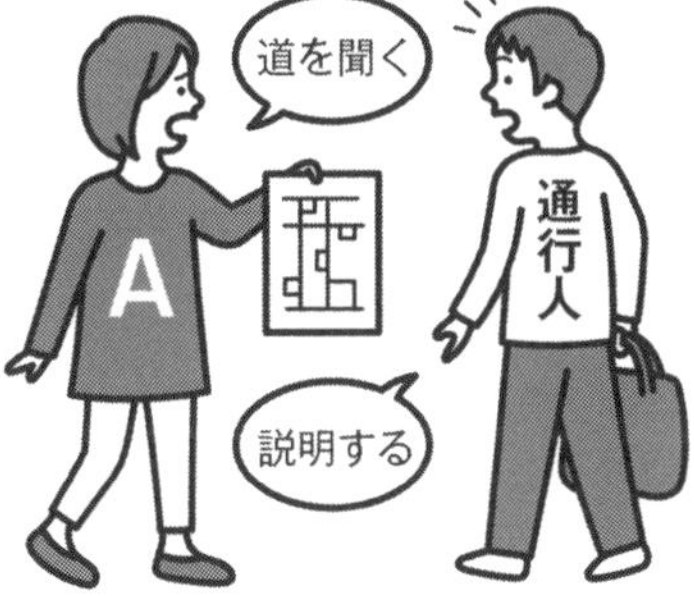

❷
大きなついたてを持った
人が通ったスキに、
仕掛け人ＡとＢが
入れ替わる

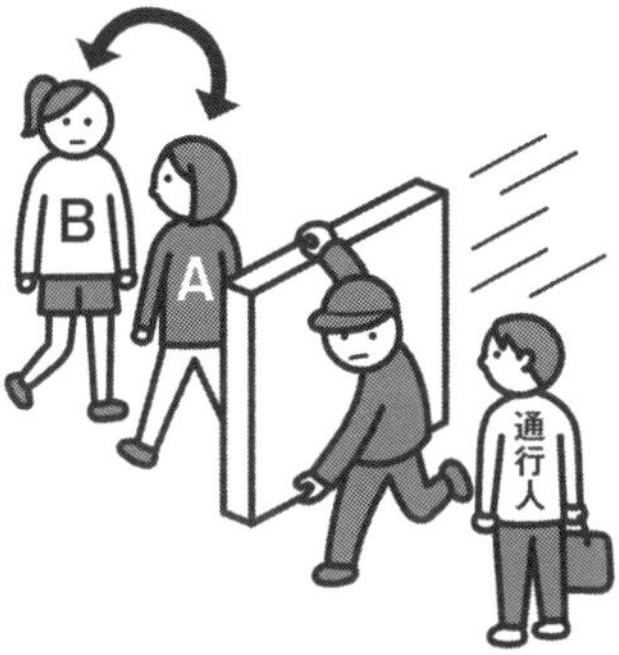

❸
相手が別人になったことに
どのくらい気づくことが
できるか調べる

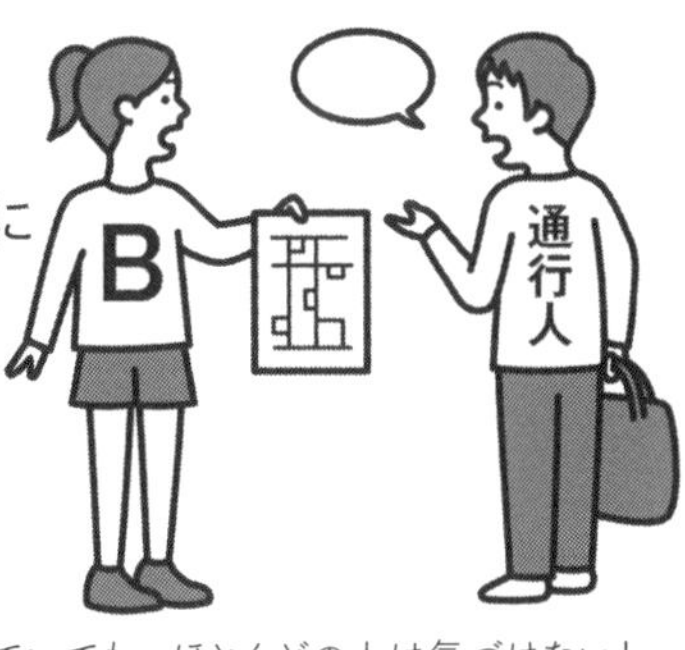

「相手」が「別人」に変わっていても、ほとんどの人は気づけない！

見落としを防ぐ方法2
「探しても見つからないのに、諦めると見つかる」を防ぐ

さて、見落としを防ぐ2つめの方法に移ります。

探し物がなかなか見つからないときに、探すのを諦めて別のことをしていたら、ふと目を向けた先に探し物があった！　という経験は、誰しもあると思います。

この現象は、**注意の「構え効果」**によって起こります。構え効果とは、情報を受け取るときに無意識に「こうであるはずだ」と決めてかかるものです。

「この辺にあるはずだ」

という構え効果によって、探し物は網膜には映っているにもかかわらず、見落とされてしまいます。ただ、**探すのをやめて構え効果が解除されると、もともと網膜には映っているのですから見つかる、**というわけです。

「見落としを防ぐ方法1」では、関心を持ってものを見ましょうとお話ししました。

これはまさにトップダウン注意をうまく働かせることを勧めるテクニックですが、このトップダウン注意は、意図していないときに勝手に働くこともあります。その、勝手に働いたトップダウン注意によって生じるのが「構え効果」というわけです。たまたまうまくいくこともあれば、かえって見落としの原因になることもあります。

たとえば、次のようなケースです。

まずケース1。週末にいつもとは別のバッグに財布を入れて外出しました。そして月曜日にいつものバッグで出かけようとしたら、ふとバッグのポケットのふくらみが少ないことに目が留まり、財布を入れ忘れていたことに気がついたとします。これは、「バッグのポケットがふくらんでいるはずだ」という**構え効果によって見落としが防がれた**場面です。

ケース2。帰宅するといつも決まった場所に財布を置いているとします。毎朝そこから財布をとってバッグに入れて出勤していますが、ある日、会社でバッグを開けたら財布が入っていませんでした。「そんなはずはない、何度思い返してもいつもの場所から財布をとってバッグに入れたはず」。それなのに、帰宅するといつもの場所に財布が置いてありました。これは、「財布をバッグに入れたはず」という**構え効果に**

よって過去の記憶から映像がねつ造された場面です。

このように、意図せずに無意識で起こる構え効果に左右されず、見落としを防ぐためのポイントは、次の2点といえます。

◎構え効果の存在を知る。

◎「構え効果によって先入観でものを見ていないか」「その結果、トップダウン注意が的外れになっていないか」をつねにチェックする。

これは大げさにいうと、**つねに常識を疑う**ということです。

もしあなたがテストを受けているときに、解けない問題に出くわしたら。

もしあなたが抱えている仕事上の課題が、とうてい解決できないように思えたら。

……そのときは、構え効果にとらわれている可能性がおおいに考えられます。それならば、そのまま粘って考え続けるよりも、「これは構え効果のせいだな」と考え、大きく方針を転換させましょう。あるいはいったん考えるのをやめて次に進んだほうが、その問題や課題をクリアできる可能性が上がります。

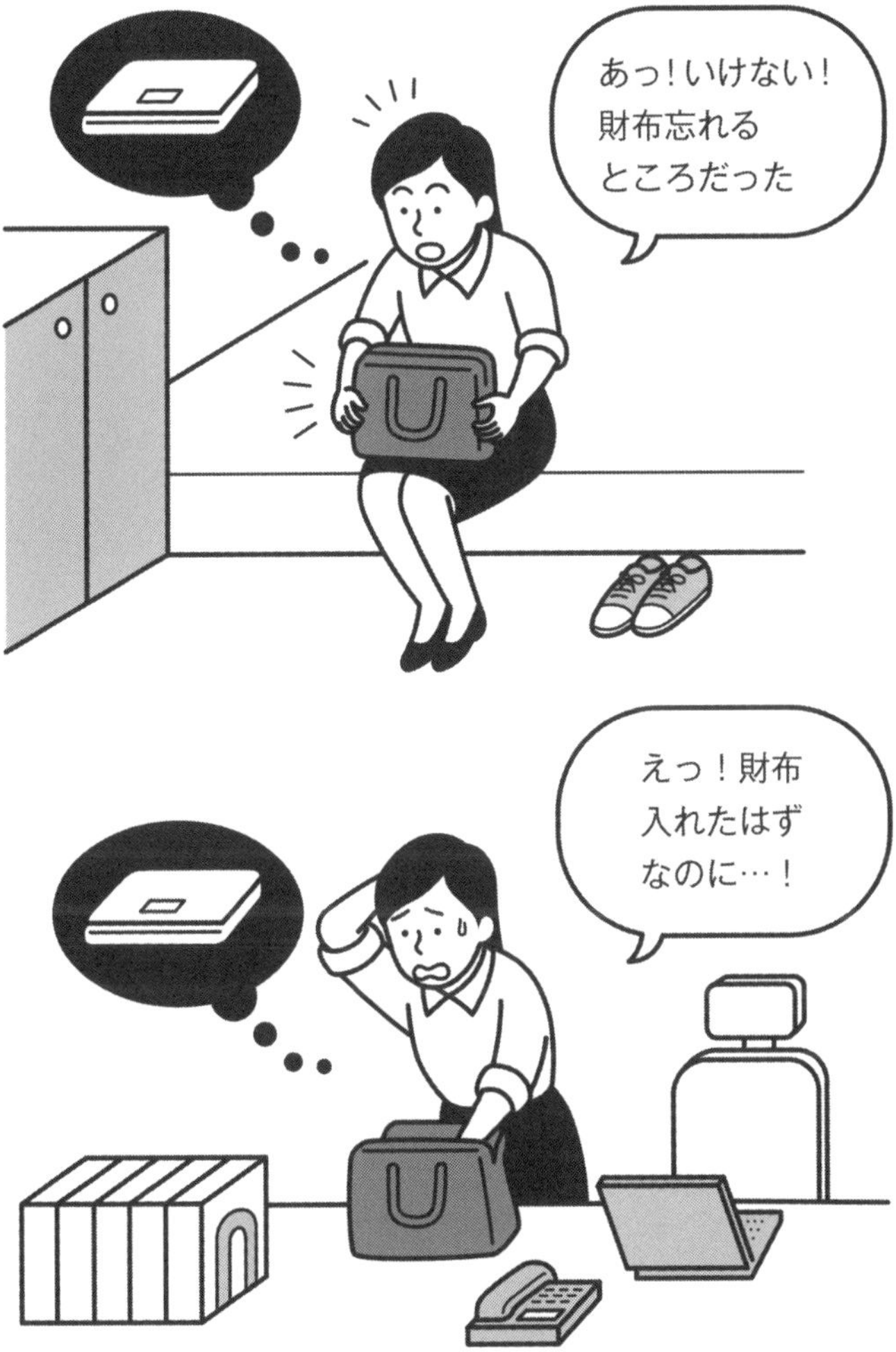
あっ！いけない！
財布忘れる
ところだった
えっ！財布
入れたはず
なのに…！

「構え効果」のおかげ？　「構え効果」のせい？

ここで躊躇《ちゅうちょ》なく**切り上げるかが、学業成績や生産性の違いになって表われる**はずです。

なお、ワーキングメモリ能力が高い人は、構え効果にすぐに気づくことが知られています。つねに目的を持って情報を得ているので、目的にそぐわないことにもすぐに気づけるのです。

ムダに長い話から必要な情報だけを拾うには？

構え効果に気づくには、高い意識を持って先入観を捨てなければならないので、誰でもすぐにできるということではないでしょう。ただ、この構え効果を有効に解除する方法を、もしかしたらあなたはすでにやっているかもしれません。

たとえば、探し物がなかなか見つからないときに、

「にんにく。にんにく」

より良い作品づくりのために皆さまのご意見を参考にさせていただいております。
ご協力よろしくお願いします。

A. 本書を最初に何でお知りになりましたか。

1. 新聞・雑誌の紹介記事（新聞・雑誌名　　　　　　）　2. 書店で実物を見て　3. 人にすすめられて
4. インターネットで見て　5. 著者ブログで見て　6. その他（　　　　　　　　）

B. お買い求めになった動機をお聞かせください。（いくつでも可）

1. 著者の作品が好きだから　2. タイトルが良かったから　3. 表紙が良かったので
4. 内容が面白そうだったから　5. 帯のコメントにひかれて　6. その他（　　　　　　　　）

C. 本書をお読みになってのご意見・ご感想をお聞かせください。

D. 本書をお読みになって、
良くなかった点、こうしたらもっと良くなるのにという点をお聞かせください。

E. 著者に期待する今後の作品テーマは？

F. ご感想・ご意見を広告やホームページ、
本の宣伝・広告等に使わせていただいてもよろしいですか？

1. 実名で可　　2. 匿名で可　　3. 不可

ご協力ありがとうございました。

郵便はがき

料金受取人払郵便

芝局承認

6889

差出有効期限
2020年12月
31日まで
(切手は不要です)

105-8790

東京都港区虎ノ門2-2-5
共同通信会館9F

216

株式会社 文響社 行

フリガナ	
お名前	
ご住所 〒 都道府県 区町市郡 建物名・部屋番号など	
電話番号	Eメール
年齢 才	性別 □男 □女
ご職業(ご選択下さい) 1. 学生〔小学・中学・高校・大学(院)・専門学校〕 2. 会社員・公務員 3. 会社役員 4. 自営業 5. 主婦 6. 無職 7. その他( )	
ご購入作品名	

と言いながら探すと見つかりやすいという迷信があります（もちろん、この迷信は、にんにくを探すときに唱えることを勧めるものではありません）。

これは、探しているものとはまったく関係ない言葉を発することで、

「この辺にありそう」

「たしかこの辺りに置いたはず」

という構え効果が起こるのを防いでいます。探したいものがあるときは、鼻歌を歌ったり、まったく関係ない言葉を発しながら探す方法をちょっと試してみてくださ い。意外に探しているものが見つかるかもしれません。

これは、1章のマルチタスクとは違います。まったく関係ないどうでもいいことをつぶやくことが大切です。注意を焦点化させず、まんべんなく情報を脳に入れて、脳内で情報がつながったときに見つかる――**自分で探そうとするのをやめ、ワーキングメモリにゆだねる**方法です。

この「構え効果」の解除法は、退屈な状況で集中を切らさないためにも役に立ちます。

ここでは以前、学会発表を聴講していた際の私自身の経験をお話しします。

講演や授業を聞いているとき、私たちが望む聞き方は、**「聞き流しているけど、内容は追っていて、引っかかるところが出てきたら集中する」**というものです。どんな講演も授業も、すべてが自分に関係することというわけではありませんから、この聞き方が好まれるわけです。

さて、学会発表を聴講していたとき、ふと隣の人を見ると、その人はテキストに描かれていた**人物イラストに、まつ毛をビンビンに描き込んでいました。**

「人が話しているのに落書きをしているなんて、失礼でしょ！」

と言われてしまいそうですが、実はこれ、「構え効果」の解除テクニックであり、聴講の集中を切らさないために有効な方法なのです。

聴講中に構え効果が働くと、人の話を聞きながら自分なりの解釈を勝手に生み出し、その解釈のもとに話を加工して聞いていく、ということになります。すると探し物のときと同様に、相手の話に勝手な解釈が加わるので、勘違いも生じがちです。

その勘違いが、「この話は自分には関係ない」という方向に働けば集中が切れて退

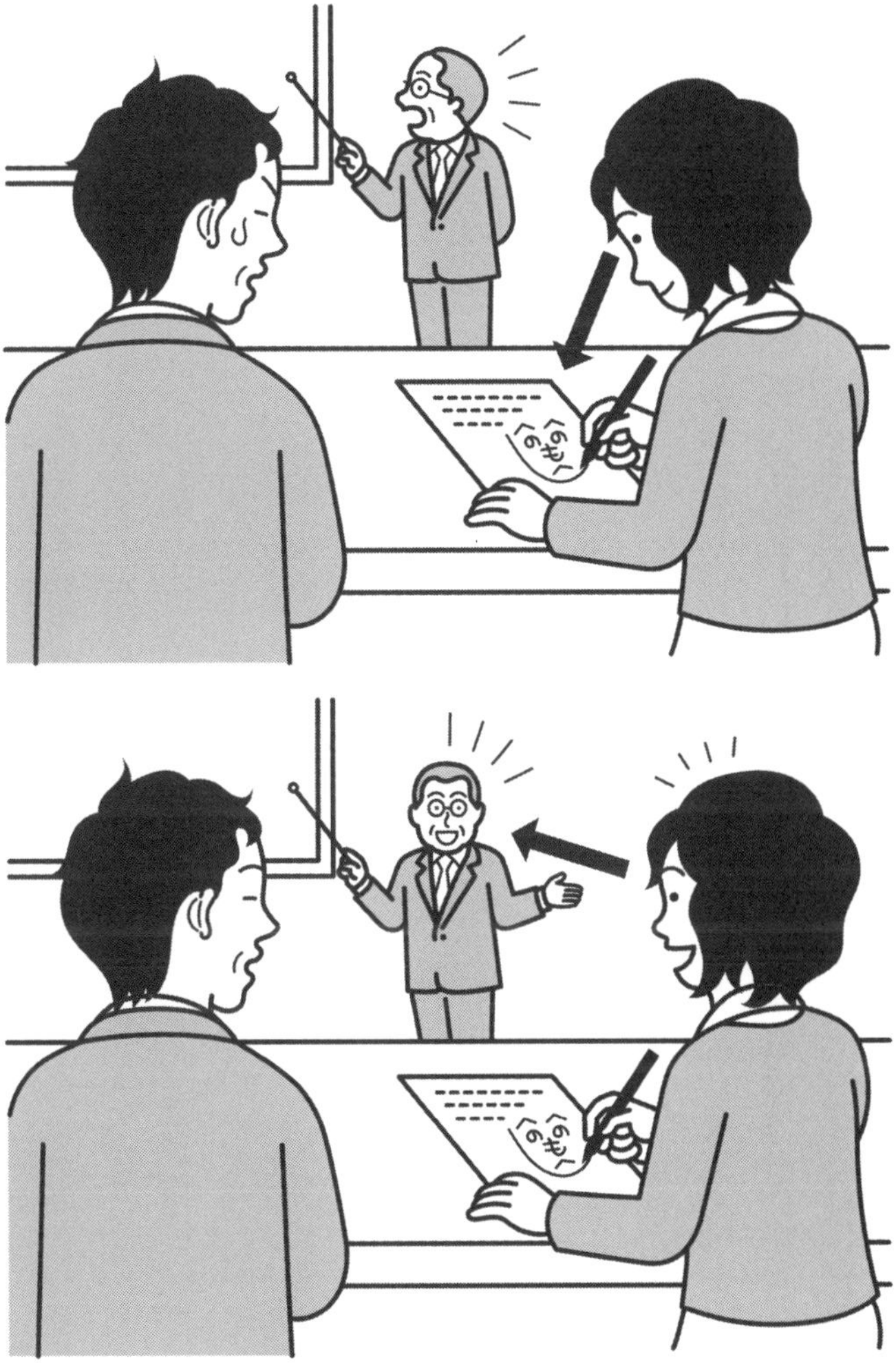

落書きは「真面目さ」のあらわれ!?

屈してしまいますし、「これは自分のことを言われている」となれば過去のことを思い出して悩み始めたりすることもあります。

こうした勝手な解釈を防ぎ、相手の話をニュートラルな状態で聞くこと。そして、その中で集中するときとしないときの配分を上手にすること。落書きと聴講、というような**「まったく関係のない作業を同時進行で行なう」ことによって、この2つの目的が達成しやすくなる**のです。

電話中に手元のメモに落書きをしたり、話を聞いているときに落書きをする癖があったら、それは「構え効果」を解除して相手の話をありのまま取り込むコツ、といえます。長い話に集中しなければならないときには、周りの人にばれない程度に試してみてください。

見落としを防ぐ方法3　脳の「0・5秒の隙間」に気づく

今度は、ボトムアップ注意の不具合についてみていきましょう。注意していたはずなのに、重要なことを見落としてしまう現象には、**「注意の瞬《まばた》き（Attentional Blink）」**という名前がついています。

「注意の瞬き」とは、ある視覚情報に注意を向けたときに起こる、その後の約0・5秒の間、別の視覚情報に注意を向けることが難しくなる現象です。これは、誰にでも見られます。

つまり、「私たちがある対象から別の対象に注意を切り替えるためには、少なくとも0・5秒の時間が必要である」ということです。

この「注意の瞬き」にはＩＰＳが関与しています。注意の切り換えは、脳の下頭頂小葉という部位が行なっていますが、この部分に現在向けている注意を解除するための指示を出すのがＩＰＳだと考えられているのです。

132ページの、サイレンによる切符の取り忘れの場面をもう一度振り返ってみましょう。サイレンが鳴ってそちらに注意が流れたときに、切符は手から離れて自動改札機を通っています。

サイレンへの注意が解かれたときには自動改札機から切符が出ていますが、それが見落とされてしまったのは、**0・5秒間の変化に対しては、私たちは対応できないか**らです。瞬きをしている間に起こったことを見逃してしまうように、注意にも0・5秒間の隙間があるのです。

脳は、「見落としたこと」すら隠蔽する

この切符の見落としのように、**視界の中心から離れたところのものほど、見落とされる確率は上がります。**

たとえば最近のテレビ番組では、出演者のしゃべったことはテロップとして表示さ

れることが多くありますが、テロップに目が行っているときには出演者の動きは見落とされています。

同様に、文字を読んでいる最中も、現在読んでいるその文字の上下左右にある文字は、文字があることがわかるだけで、書いてあることは見落とされます。

この「見落とし」の機能は、実は脳にとってとても大切なもので、すべての文字や情報が同時に頭の中に入ってきて混乱してしまうのを防ぐ役割を担っています。ボトムアップ注意で目立つものだけを見て、さらに0・5秒の注意の瞬き（隙間）をつくって、脳に入る情報を減らしているのです。

そして脳は、その**見逃した情報については、「逆行《ぎゃっこう》マスキング」という機能を働かせ、「なかったこと」にします。**見逃した情報が気になって目の前の情報を見逃してしまっては困るので、網膜には映っていたその情報を消してしまうのです。

情報量が増えるほど、当然、「見落とし」と「逆行マスキング」が起こりやすくなります。つまり、テロップやアイコンがつねに出ているテレビでは、出演者の動きなどの情報の大半は「なかったこと」にされているというわけです。

膨大な情報が高速で網膜に入ってくる今の世の中では、この「逆行マスキング」がつねに起こっているはずですが、そのことに私たちはまったく気づいていないのです。

このことから、見落としを防ぐ3つめの方法は、**「そもそも目に入る情報量を減らすこと」**だといえます。

忘れないようにデスクの上に途中の書類を置く、連絡すべき人の名刺を置く、TODOリストを付箋に書いてパソコン画面のわきに貼る。これらによって情報量が増えれば、肝心な作業に見落としが起こりやすくなり、それが逆行マスキングされることで見落としに気づかず、後で修正を求められることになります。

デスクに書類を広げるのは忘れないようにするためですが、後で修正する手間が増えてしまうので、かえって効率は悪くなってしまう、というわけです。

ですから、デスクの上に作業途中の書類を置いておくのはちょっとストップ。今の作業に必要なものだけを出すようにして、それが終わったら次の作業のものと入れ替えるようにしてみましょう。

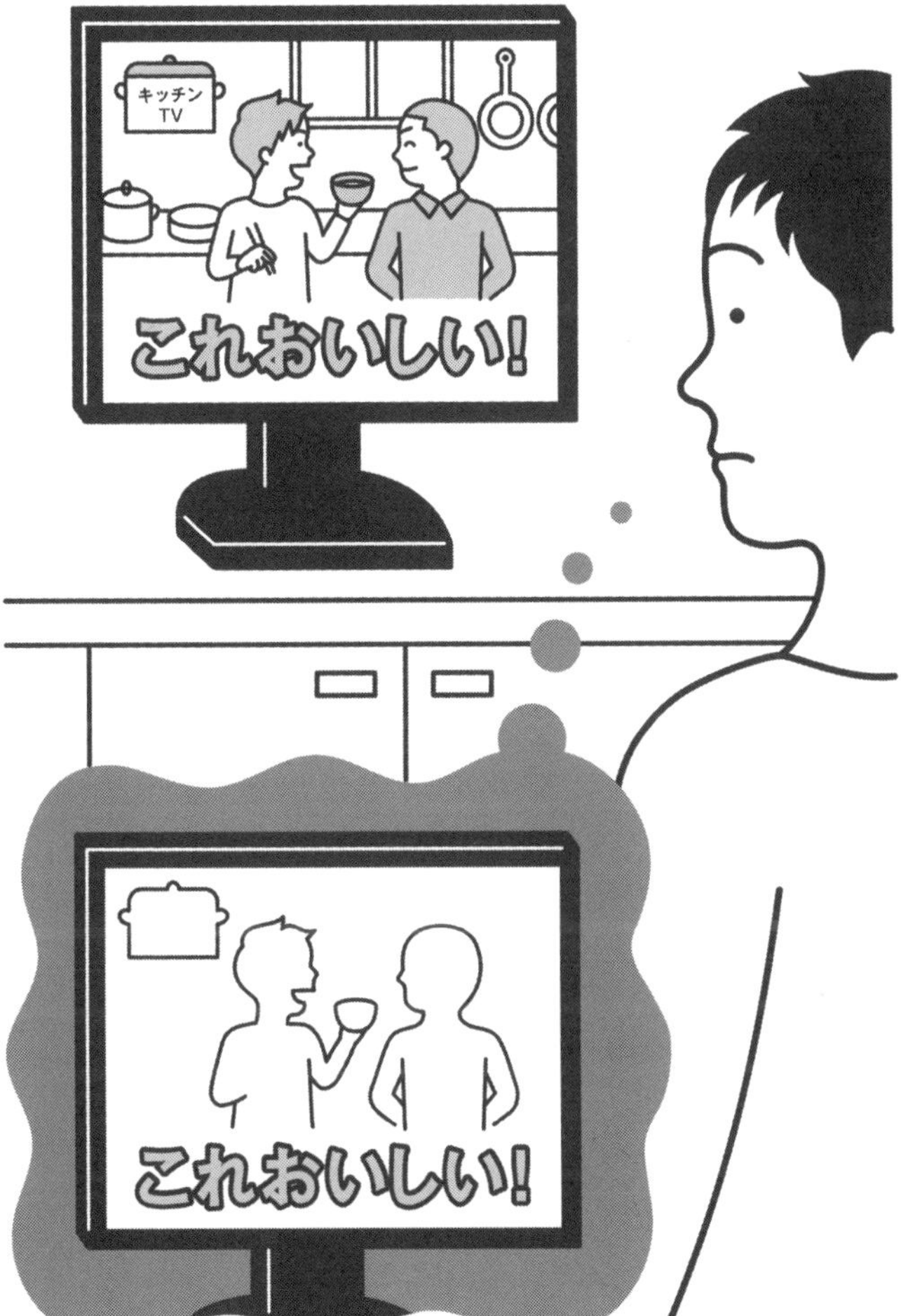

見逃した情報は脳が「なかったこと」に書き換える

見落としを防ぐ方法4　「変化」をキャッチする

さて、仕事における見落としで問題になるのが、**「変化の見落とし」**です。

病院におけるヒヤリハットでもっとも多いのが、患者さんの歩行中の転倒やベッドからの転落です。この多くは、変化の見落としが原因です。

たとえば、車いすで患者さんを病室まで連れていき、車いすをベッドのそばにつけて患者さんをベッドに移して寝かせたとします。その後、いったんナースステーションに戻って、用事をしました。その間、ご家族が患者さんとお話しするために少し車いすを動かします。あなたは患者さんに挨拶をするために病室にいったん顔を出しましたが、その際、車いすの位置が変わっていることを見落としました。患者さんのご家族が帰った後、患者さんが一人で車いすに移ろうとして遠くの車いすに手を伸ばして……！　これは、「車いすの位置が変わった」という変化を見落としたために起こった事故です。

私たちの視覚は、もともと変化を検出するようにできています。ただ、つねに視覚に関わる神経細胞が発火していたらエネルギーだけがムダに消費されていきます。これを防ぐために、変化が起こらないときには、積極的にそれを無視してエネルギーを温存します。これが順化です。

ただ、順化をしているところで大きく目を動かしたら、その間のものは知覚されないので消えてしまいます。これを防ぐために、私たちの目は、何か1点を見つめているときでもきょろきょろと細かく動き続けています。これを「サッケード」といいます。

このサッケードが起こる瞬間に、変化が起こったらどうなるでしょうか。

サッケードを始めた瞬間に見ていた画像や文字がすり替わると、かなりの割合でその変化を見落としてしまうことが明らかになっています。

たとえば、ベンチに座った2人のカウボーイの写真を被検者が見ていて、被検者の目がサッケードを始めた瞬間に写真を別の人の顔のものにすり替えるという実験では、

50%近くの人がその変化に気づきませんでした。

サッケードは、順化による見落としを防ぐために機能しているのですが、そのサッケードによって、見落としが起こってしまうのです。

この変化の見落としは、**「変化盲《へんかもう》」**と呼ばれます。サッケードが起きる瞬間だけではなく、瞬きをしている間、強い光を見た直後でも起こります。また、急な変化とは逆に、画像の一部がゆっくりと変化しても、それを見落としてしまいます。

変化盲は私たち人間の身体のつくりに基づくものなので、避けることはできません。しかし、そのしくみを知り、変化に正しく注目することで、見落としを防ぐことができます。

「変化に気づく」ためには、どうしたらいいのか？

変化盲による見落としを防ぐために、次の2つの問題に挑戦してみてください。

問1

160ページの図の中から、黒い長方形だけを選びましょう。

問2

161ページの図の中から、「見本の長方形」とまったく同じ色と傾きのものを選びましょう。

いかがでしょうか？

問1は黒い長方形が目に飛び込んでくるような感覚で、瞬間的に見つけられる方が多いと思います。

一方、問2は、該当する3つの長方形を見つけるのに、やや時間がかかってしまうのではないでしょうか。

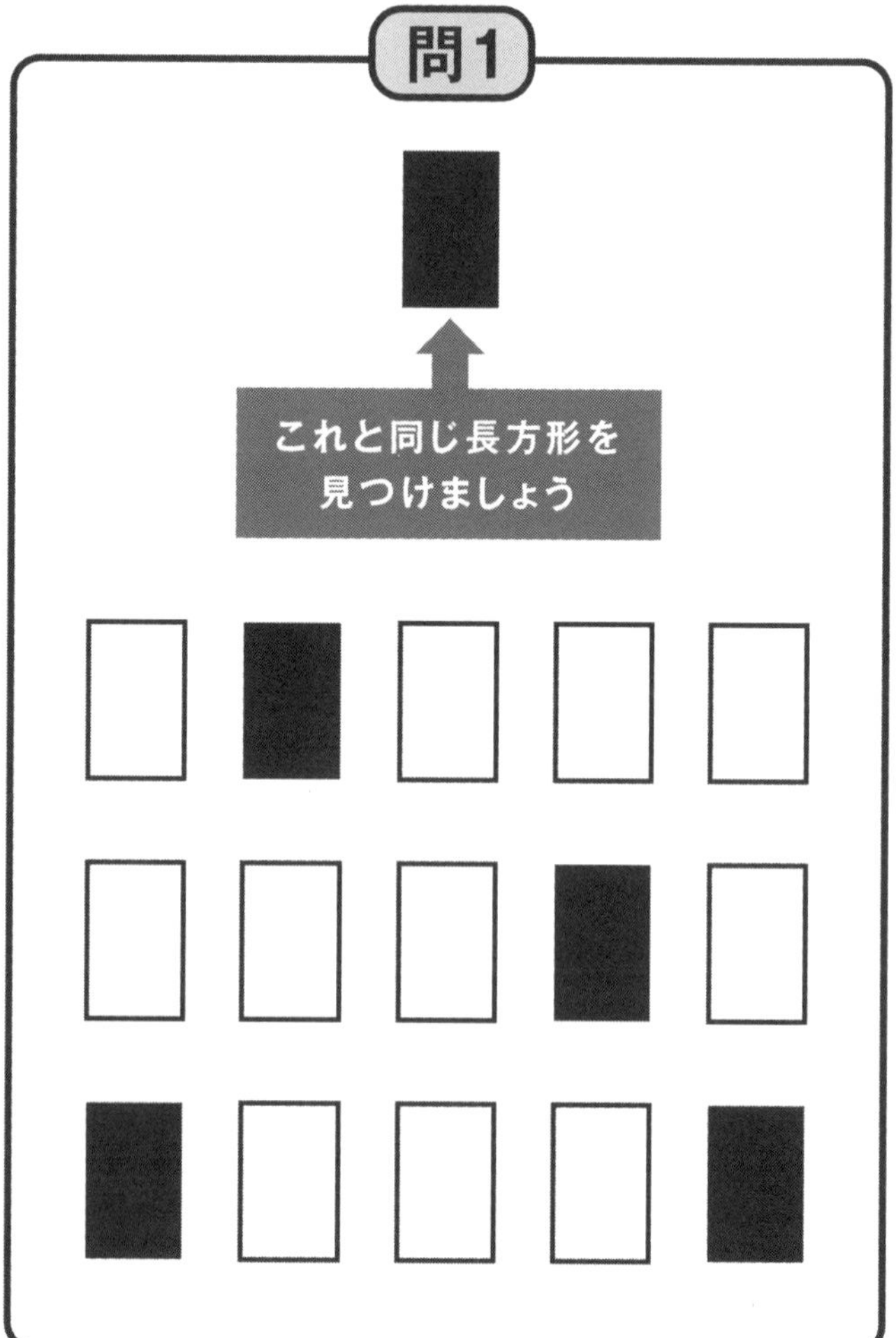

問1　黒い長方形だけを選びましょう

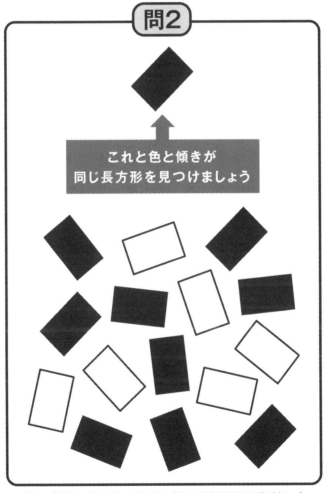

問2　「見本の長方形」と同じ色と傾きの長方形だけを選びましょう

問1と問2は、似た問題のように思えますが、実は脳の働きでいうと、大きく異なります。

問1の場合、脳の処理は、「色」という1つの次元だけを判断しています。

一方、問2の場合は2つの要素（色と傾き）を結合させなければいけません。そこで、脳はざっと同じ色を見つけ、さらにその一つひとつの図形の傾きを見比べて判断する必要があるわけです。

さらに**脳には、2つ以上の要素を見つけようとすると、どちらか一方が見つかった時点で自動的に探索打ち切りが起こり、探すこと自体を終了するという性質があります。**そのため、問2に向かうときの脳内では、

同じ色の長方形を見つける

↓

見つかった時点で、いったん探索打ち切り

↓

あらためて、同じ傾きかどうかの判断をする

というプロセスを経て、「色」と「傾き」という両方の条件に該当する図形を選び出しています。こうなると、「該当する図形が目に飛び込んでくる感覚」はなくなってしまいます。

そう、脳は、1つの次元だけで見る——見つける要素を1つに絞ることで初めて、その変化を瞬間的にキャッチすることができるのです。

この、**「注目する要素を1つに絞る」**ということが、見落としを防ぐ4つめの方法です。

脳が変化を「たった1つ」しか捉えられない理由

この、注目する要素を1つに絞ることの重要性は、脳が視覚情報を処理するときのシステムの面からも明らかです。

脳の中では、視覚情報は2つの経路に分かれて処理されています。「腹側路《ふくそくろ》」と

「背側路《はいそくろ》」です。腹側路は「見えたものが何か」を、背側路は「どこに見えるか」を処理しています。

腹側路の機能は、視野の中心近く（中心からだいたい2度程度の範囲内）にものが見えた場合に働きます。

一方で、背側路の機能は、視野の端っこに何かが見えたときに働きます。**「見えたものが何なのかはよくわからないけど、視野の端で何かが動いた」**という捉え方です。この、「何かはよくわからないけど、何かが動いた」というのをキャッチすることが、変化に気づく——変化が目に飛び込んでくるということ。つまり、**背側路をうまく活用することが、変化に気づくためのカギ**というわけです。

そして、この背側路が検知するのは「どこに見えるか」というシンプルなものであるため、見つける要素が2つ以上になるとうまく働きません。そのため、変化をキャッチするには、要素を1つに絞っておく必要がある、というわけなのです。

先ほどの病室で車いすに移るときに転倒があった例では、病室を出るときには必ず車いすの位置だけを見る、と決めることが変化盲を防ぐことになります。

「うっかり者で、資料の間違いに気づけないはずだった？

それでは、背側路を働かせて変化を検出する機能を、仕事に活用する方法を考えてみましょう。大手企業で営業の仕事をしているDさん（20代）の例を紹介します。

来院の目的はメンタル不調ですが、Dさんは仕事で余計なストレスを抱えていました。Dさんはクライアントに自作の資料を使って説明する仕事が多いのですが、説明している最中に自分の資料の間違いに気づくことがたびたびあるそうです。

「何度もチェックしているはずなのに、説明している最中に誤字や内容の間違いに気づいて、それに気づくとそのことばかり気になって説明に集中できないんです。間違いを見つけると息苦しくなって。ひどいときには頭がパニックみたいになって、質問にもうまく答えられなくて。
上司からは、もっと落ち着いて説明しろ、とか資料の間違いは事前に見つけておけと言われるんですが」

詳しく話を聞くと、Dさんは資料をつくるときに、まずパワーポイントのデザインを決めるそうです。決める基準は、カッコよさそうなものという曖昧なもので、選ぶデザインも気分によってコロコロ変えるそうです。

また、資料には、グラフをよく使いますが、既存のデザインのまま使用しているので、いろんな色になっています。さらに、スライドには、文字が転がってきたり回転するなどの複雑な動きのアニメーションを使っていました。

そこで、Dさんには、資料の間違いを事前に見つけられないのは、視覚情報の要素が多すぎることが原因だと説明しました。そして、「色は白黒にプラス1色のみで、グラフも説明箇所だけその1色を使う」「スライドデザインは白地のもので、アニメーションを使うならば文字は動かないものだけ」という感じで、**自分の目に入る情**

文字のアニメーション多用
単にカッコいいデザイン
あ！間違ってる！
今までの生活
生活をよりよくする！
未来の生活
グラフも色だらけ
アニメーションは文字の動かないものを
バッチリ！
未来の生活をよくする！
色は白黒
プラス１色
グラフも重要部分のみ着色

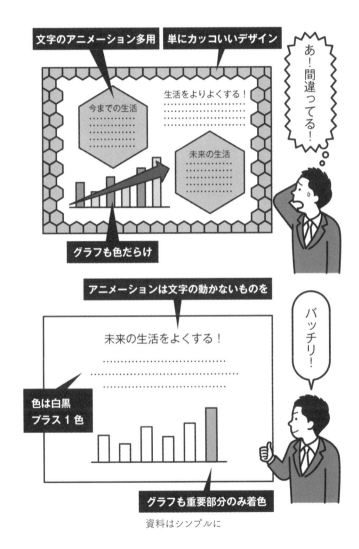

資料はシンプルに

報の要素、ということを意識して資料を作成してもらいました。

2週間後に来院したDさんは、

「要素が多すぎるというのは自覚できました。情報量を減らすことは、自分にはかなり関係ありそうだと思います。

ミスが多い性格なわけではなくて、ミスをしやすいようにしちゃってたってことですよね。シンプルにしてやり方を決めてしまうと資料の作成はすぐに終わりますし、気になることが少ないのでミスも少ないです」

とのことでした。

Dさんのように、資料で使われる色やフォントを限定すると、変化したところが自然に目に入ってきます。これは見落としを防ぐことにもなりますし、アピールしたい箇所を相手の目に入りやすくすることにもなります。

同じように、見落としが多いなと思ったときには、デスクで使う付箋の色を統一したり、手帳に書き込むときのペンの色を限定するなど、要素を減らしてあげると、あなたの脳は変化を見つけやすくなります。

簡単エクササイズ

注意の時間割を決める

ネットで情報を検索するときに、調べる行動を5分間ずつ区切ってみましょう。たとえば「健康経営」の研修の企画のために調べるとします。まず栄養指導について調べてみて、5分経ってもいい情報に当たらなかったら「これは構え効果だ」と判断します。そして、次のキーワード――たとえば運動について、また5分で調べてみるのです。

トップダウン注意の間違いである構え効果は、早く気づけば気づくほど、ムダな作業をしなくて済みます。あらかじめ時間を区切り、作業が滞ったらあっさりと戦略を変える練習をしてみましょう。

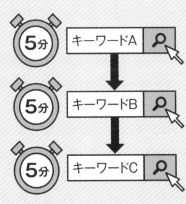

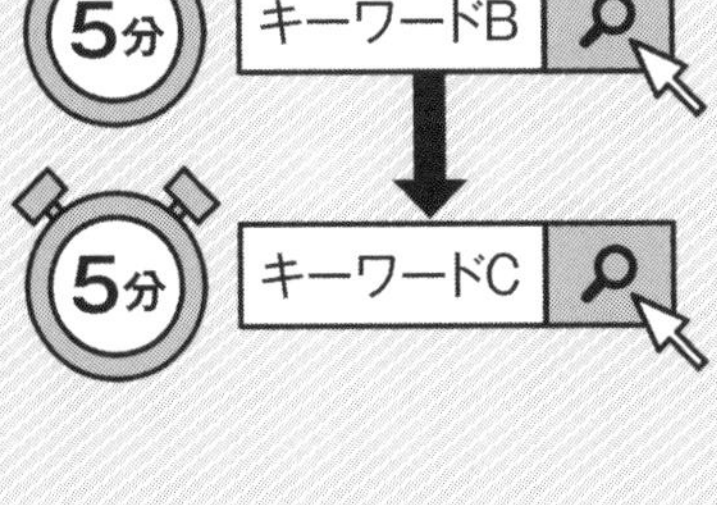

デスクに私物を置くなら、堂々と「関係ないもの」を

普段作業するデスクも、できるだけ余分なものを置かないほうが、効率よく脳が作業を検出できるようになります。

ただ、そうはいっても、「デスクにはお気に入りのものを置いたほうが、はかどる、やる気になる」という人もいるでしょう。それならば、いっそ作業とはまったく関係ないものを置くほうが集中しやすくなります。

脳は目から入った情報を選別するときに、ジャンル分けをします。今行なっている作業と同じジャンルに分けられたら、それは邪魔な刺激になります。書類をつくっているときに、読んでおかなければならない文書が目に入ると、「あぁ、あれ目を通しておかないといけないんだった」と集中を邪魔される、というわけです。

では、今の作業とまったく関係のないものが置いてあると、どうなるか。脳は違う

ジャンルのものとして処理するので、作業に対する集中は妨げられることがありません。つまり、作業に似通ったものは邪魔になり、明らかに邪魔そうな関係ないものは脳が最初から排除できるので、逆に集中が高まることがあるのです。

カフェに行ったり、新幹線の中で作業をすると意外にはかどったという経験があるかもしれません。それには、脳の注意が持つこんなしくみが関係していたのです。

好きなものを置いてデスクを自分なりの空間にしたい、という人は、ぜひ思い切って仕事に関係ないものばかり置いてみましょう。

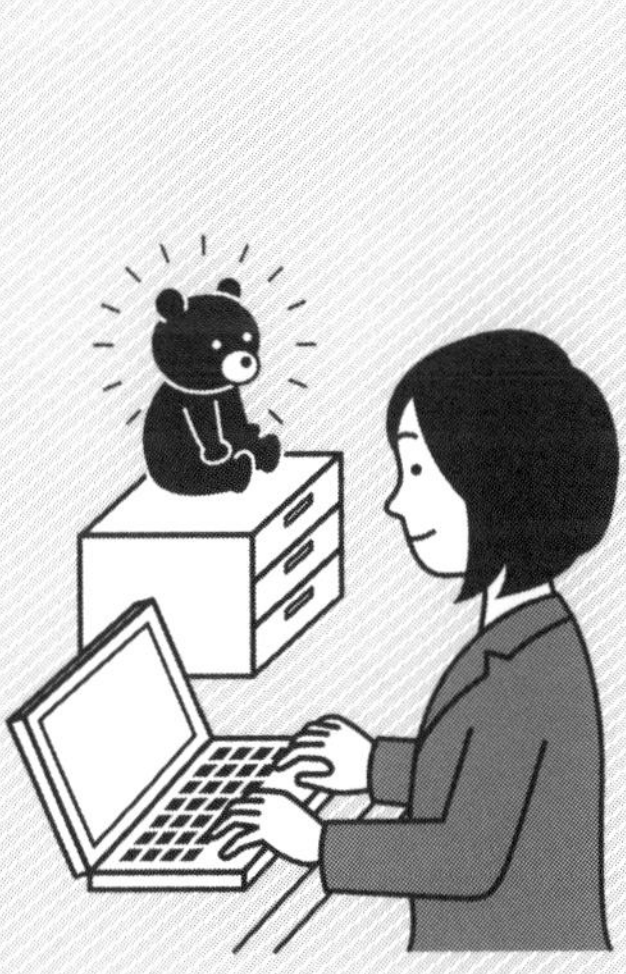

つくり手の視点で考える

工作や陶芸など、何かものをつくったときに、「つくった本人にしかわからないミス」が気になることがあります。自分では「失敗したなあ」と思っているのに、相手は気づいてさえいない、というようなケースです。

つくり手としては何とももどかしい気持ちになりますが、これは、つくり手の目線になれば、見落としやミスに気づくことができるということを示しています。

電車の乗り換えや商業施設で迷うときは、標識を見落としているわけですが、

「もし、自分が駅の標識をつくったら」

「商業施設のレイアウトを決めたら」

という目線で見てみましょう。すると、

「こっちから歩いてきてこっちに曲がる人が多いから、この辺に表示があるとわかりやすい」

などと、見方が変わることに気づきます。

書類を読んでいて、どの図を参照するのかわからないときも、「もし自分がこの書類をつくったら」と考えてみれば、目的の図が目に留まるようになるでしょう。

つねに「もし自分がそれをつくるとしたら」という目線を持つと、不都合な見落としを防ぐことができるのです。

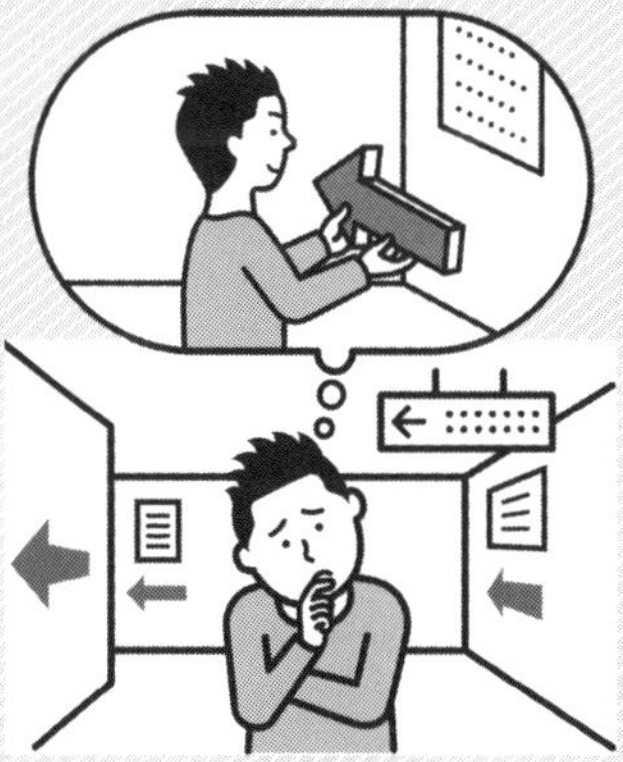

気に入ったものを美術館のように展示してみる

好きなものを配置し、そのものの向きや角度をミリ単位で調整してみましょう。そして、そのものの美しさや空間をもっともうまく表現できるように、細部まで観察してみてください。

以前、静岡聖光学院高等学校のラグビー部のみなさんが、マレーシア遠征に行ったときグラウンドの外のごみ拾いをしている姿が、インターネット上で話題になりました。このラグビー部では「3S活動（整理・整頓・掃除）」を行なっていて、練習はグラウンドのごみ拾いから始まり、部室は、バッグ、シューズなどがきれいに並んでいるそうです。

部員の方は、3Sによって周囲に目を配ることができるようになり、全国大会に出場するなど、ラグビーのプレーにも役立っていると話していました。

掃除することは、トップダウンで目的を持ってものを見る、ボトムアップで変化を検出するという機能を普段から鍛えることにつながります。

家のものを整理したり、掃除をしたりするときには、視覚の機能を高めている行為なのだと思いましょう。

家の中すべてを整理することは難しいかもしれませんが、気に入ったものを1つ完璧に配置する、ということならやりやすいと思います。目的を持って細部に注目する目を養いましょう。

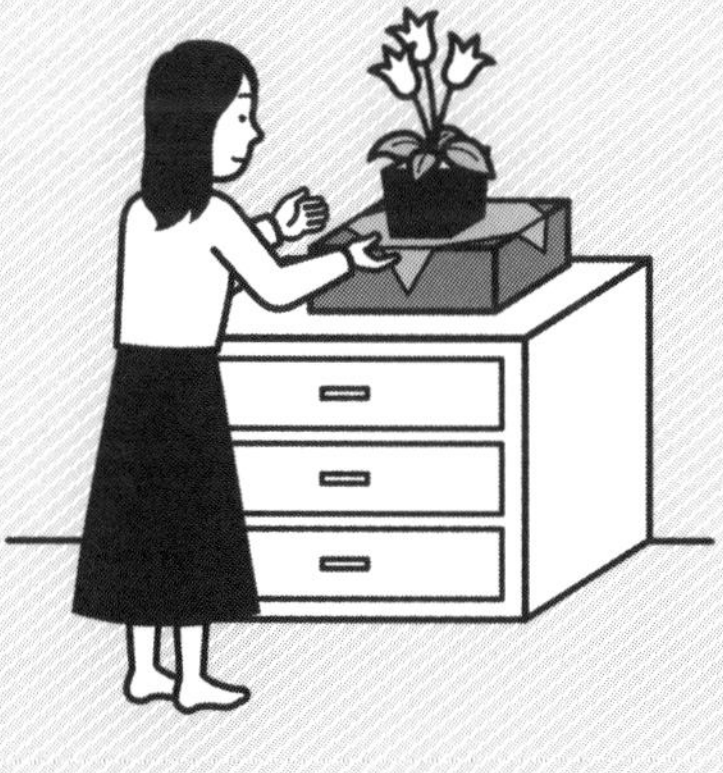

木の種類、雲の種類を知り、見つけてみる

街路樹や雲の形など、風景として見えているものにも、当然ですがそれぞれ名前があります。その分野の人にとっては全然違うものなのに、素人が見るとまったく違いがわからない、ということが、私たちが普段得ている視覚情報には、多々あります。ある知識を得ると、急にそれらの違いが見えるようになる、という体験をすると、能動的に視覚を使うことができます。他人に誘導された受動的な視覚ではなく、能動的に視覚を使いましょう。

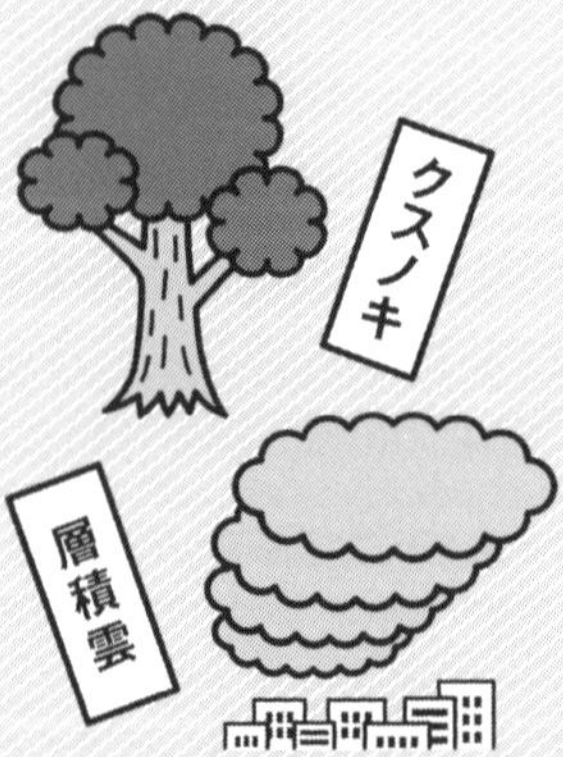

4章

忙しい人のための効率のよい学習法

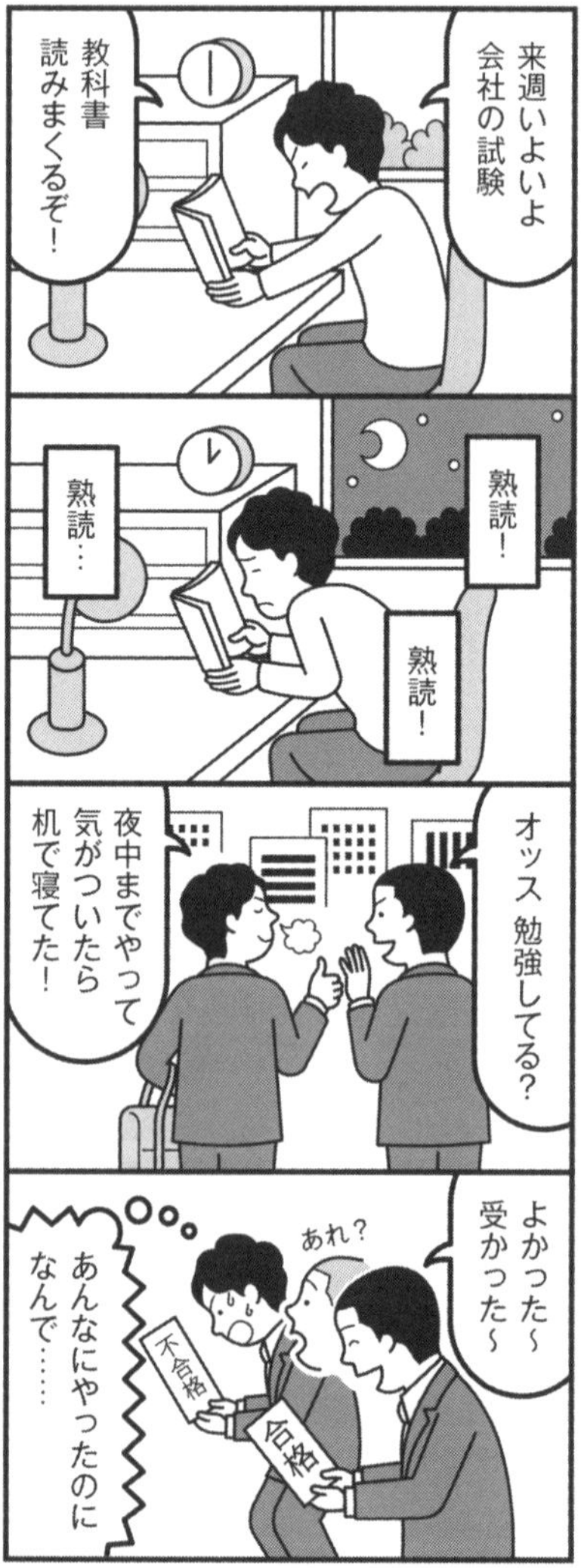
来週いよいよ
会社の試験
教科書
読みまくるぞ！
熟読！
熟読！
熟読…
オッス 勉強してる？
夜中までやって
気がついたら
机で寝てた！
よかった～
受かった～
あれ？
不合格
合格
あんなにやったのに
なんで……

本章の目標

◇新しい知識や情報を、活用できる形で脳にインプットする。

◇忙しくても効率よく勉強して試験に合格する。

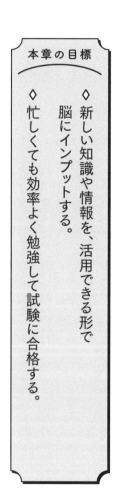

短時間で、効果的に学習するための脳の扱い方

「職場でテストがあるので勉強しなければいけないんです。でも、勤務時間内には勉強できませんし、どれだけ頑張って早く帰宅しても22時くらいになっちゃってそこから勉強すると5時間くらいしか睡眠時間がとれないんです。**短い時間で効率よく勉強できる方法ってあるんですかね**」

仕事でも家庭でもやるべきことがある社会人にとって、勉強する時間を確保するのはなかなか難しいことです。

受験生のように勉強に専念することはできないので、より短い時間で効率よく勉強の成果を上げることが求められます。この**効率のよい勉強の仕方にも、ワーキングメ**

モリが関係します。

ここで、学習方法とその成績との関係を明らかにする実験を紹介しましょう。
ある集団に単語テストを行なった後、4グループに分け、それぞれ異なる方法で、学習と再テストに取り組んでもらいます。その後、全グループに共通のテストを再度実施して、その成績を比べました。

4つの学習法は、次の通りです。

①すべての単語の復習と再テストを行なう
②前のテストで不正解だった単語のみを復習し、すべての単語の再テストを行なう
③すべての単語の復習を行ない、前のテストで不正解だった単語のみを再テストする
④前のテストで不正解だった単語のみの復習と再テストを行なう

さて、それぞれの学習法の結果は、どうなったと思いますか？

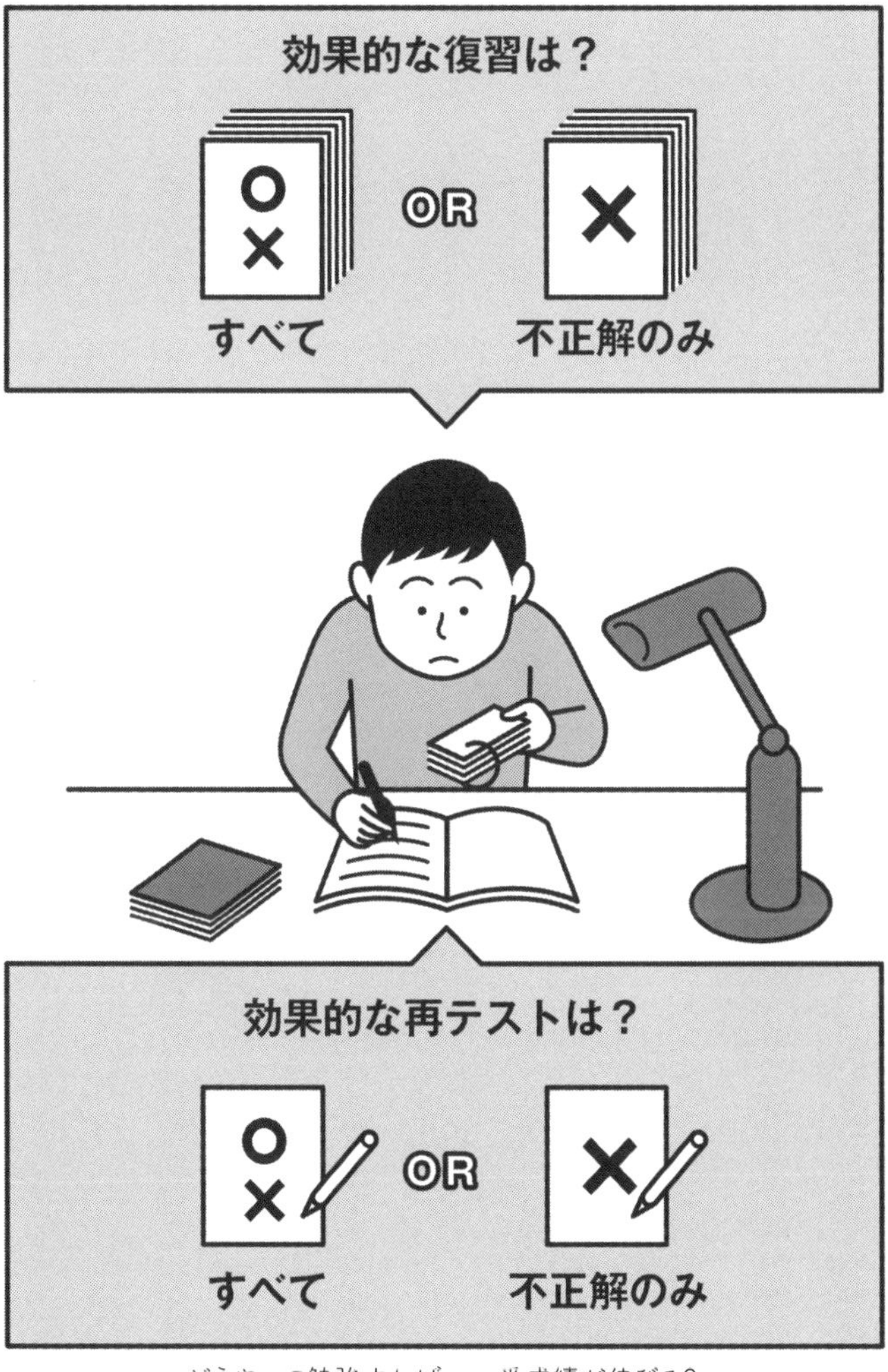

どうやって勉強すれば、一番成績が伸びる？

①はすべての単語に関して学習、テストしているだけあって、最終テストの学習成績は「高い」という結果でした。しかし、学習にかかる時間はもっとも長くなります。学生のように時間があれば有効ですが、時間のない社会人にとっては酷な方法です。

反対に、もっとも成績が低かったのは、間違えた単語のみの復習とテストをしていた④でした。この結果は意外に感じる方も多いのではないでしょうか？

実際、テストをした後は赤ペンチェック、という感じで、間違えたところだけをチェックして再学習、再テストをする、という方法をとる人は多いのではないかと思います。

しかし、**間違えたところをピックアップする勉強法では学習の効果を上げることが難しい**、というわけです。時間がないからといって、間違えたところだけに着目するのは効率よい方法とはいえなさそうです。

それでは、②と③では、どうでしょうか。

学習とテストにかかった時間という点では、②と③ではほとんど変わりませんでした。しかし、テストの成績には歴然と差が開きました。

②は①と変わらないほどの高い成績だったのに比べ、③は②の半分以下という結果だったのです。

結果をまとめると、**短い学習時間でよい成績をとれる効率のよい勉強法は、「復習は間違えたところだけ、テストはすべてを対象に行なう」という方法である**ことがわかります。

復習よりもテストに時間を割いたほうがよい——つまり、**情報のインプットよりアウトプットに時間を割いたほうが、成績の向上につながる**、ということです。

脳はアウトプットしないとインプットできない⁉

この実験結果を意外に感じた方の多くは「情報をインプットしてからでないとアウ

トプットはできない。だから、まずは試験範囲の教科書をすべて読んで理解する必要がある」と考えているのではないかと思います。このインプット重視の方法は、情報をそのまま脳に貯める短期記憶を活用した勉強です。

しかし、忙しい人ほど、その学習の目的は、「なるべく時間をかけず、かつ学習内容を仕事や実社会で活かす」ことにあるのではないでしょうか。

そのために有効なのが、アウトプットを重視し、貯めた情報を適宜活用していく中で脳内の既存の情報とつなげて加工していく**ワーキングメモリを活用した勉強法**なのです。

インプットよりアウトプットのほうが、学習効率が上がる、つまり「短期記憶よりワーキングメモリを使うことで学習効率が上がる」という結果は、他の研究でも示されています。次の実験結果を見てみましょう。

この実験では、次の3つの学習方法で教科書の内容を覚えてもらい、1週間後のテストの成績を比べました。

①教科書をくり返し読む
②教科書を読み、コンセプトマップ（複数の概念、事柄をその関係性に応じて線で結んで図式化する）をつくる
③教科書を読んだ後で、学習内容に関する自由作文を書く

すると、もっとも成績がよかったのが、③の自由作文を書いたグループでした。①と②は、成績の差はほとんど見られませんでした。

このことから、「教科書を読むインプットだけの学習よりアウトプットする学習がよい。そして、アウトプットの方法は、**図式化するより自分の言葉に置き換えて言語化するほうがよい**」ということがいえそうです。


さらにこの実験では、学習の直後に、参加者に次のような質問をしています。

「学習した内容の何％を、１週間後まで覚えていられると思いますか？」

この質問への回答で、

「覚えていられなさそう」

と自己評価がもっとも低かったのは、実際の成績がもっとももよかった③のグループでした。一方、もっとも自己評価が高かったのはインプット学習の①だったのです。

これは大きな落とし穴かもしれません。

「教科書を熟読してわかった気になり自信がつく」「自分なりに言語化しようとしてもうまく言葉が見つからず自己評価が下がる」というような**主観的な成果と、実際の成果は正反対**だというのです。

より短い時間に効率よく学習するには、覚えたことを話すなり書き出すなりして、ワーキングメモリを活用したアウトプット学習をすることが、やはり有効なのです。

「スキマ時間にコツコツ」VS.「時間をつくってまとめて」——効率がいいのはどっち？

社会人の学習に関しては、もう1つ、多く寄せられる相談があります。

勉強はまとまった時間に集中して行なったほうがよいか、それとも、勉強時間が途

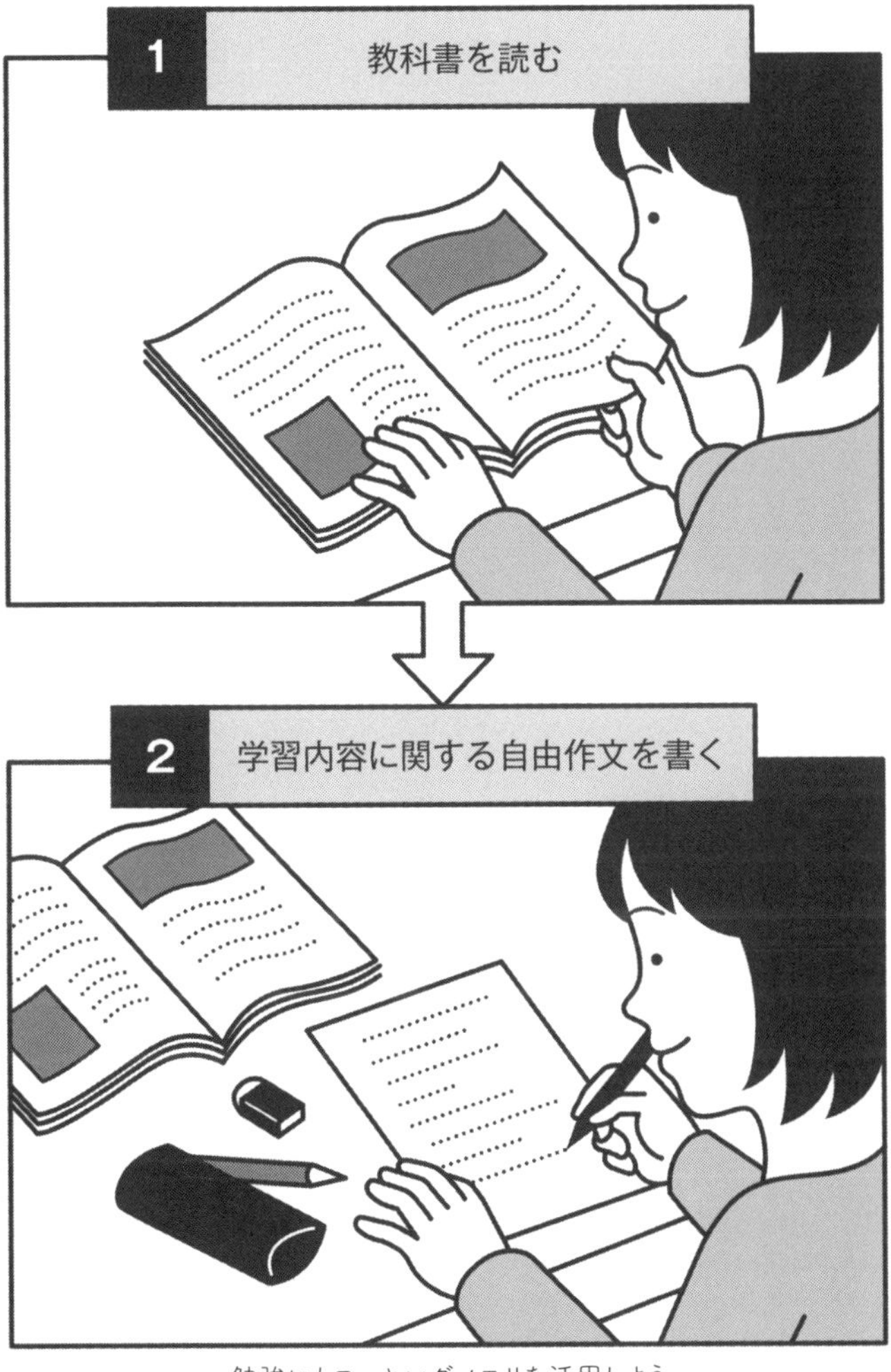
1
教科書を読む
2
学習内容に関する自由作文を書く

勉強にもワーキングメモリを活用しよう

切れてしまったりして短くなってもできるときに勉強したほうがよいか、という問題です。

「つい勉強するのを先延ばしにしてしまって、いつも、いよいよまずいとなってから夜中に一気に勉強するパターンになってしまいます。

寝不足で翌日にも響くので、やり方を変えたほうがいいかなと思っているんですけど、追い込まれると集中できるような感じもしていて……実際のところ、どうなんでしょう？」

このような質問をされる方に、

「ちょっとした空き時間があっても、それだと全部終えられないから今はできないな、と思ってしまいませんか？」

と尋ねると、皆さん、

「そうそう。そうなんですよ」

とおっしゃいます。「時間がない」というのは、まとまった時間に一気に勉強することを前提としている悩みのようです。

まとまった時間をとって一気に集中して学習するのと、少しの空き時間でもこまめに学習するのとでは、どちらのほうが成績はよくなるのでしょうか？　それを確かめた実験では、

①2日間使ってそれぞれ1回ずつ勉強する（普段からこまめに勉強している条件）
②1日使って2回勉強する（テスト前にだけ追い込みをする条件）
③1日使って1回勉強する（追い込みをしてなおかつ勉強時間が少ない条件）

という3つの勉強法に分けて検証されました。1回の勉強時間の長さは同じという条件なので、①と②は同じ時間勉強していて、③は勉強時間が少ないことになります。この実験では、それぞれ対になった単語を覚えるという課題のテストを、間隔を空けて2回行ないました。

1回目のテストでは、③のグループの成績が悪く、①と②は成績に差がありません

でした。

勉強時間が少ない③の成績が悪く、総勉強時間の等しい①と②の成績は変わらないということから、勉強は、普段からしていてもテスト前に追い込みをしてもどちらの方法でもよい、ということになります。

ただしこの結果は、時間を空けて行なわれた2回目のテストで変化しました。①がもっとも高い成績となり、②と③の差が大きく縮まったそうです。

この2回のテストからわかるのは、次のような結論です。

大学受験のように合格しさえすればよい短期的な勉強は、時間を確保すれば追い込み型でもコツコツ型でも変わらないのに対し、テスト後にもその知識が必要になる長期的な勉強の場合は、分割して勉強したほうがよいのです。私たち社会人に求められるのは後者であり、「まとまった時間がとれないから先に延ばす」と考えず、**時間があるときにできるところまで勉強しておくほうが、効率がよい**ということになります。

この結果には、情報入力・加工・活用という一連の働きから成るワーキングメモリ

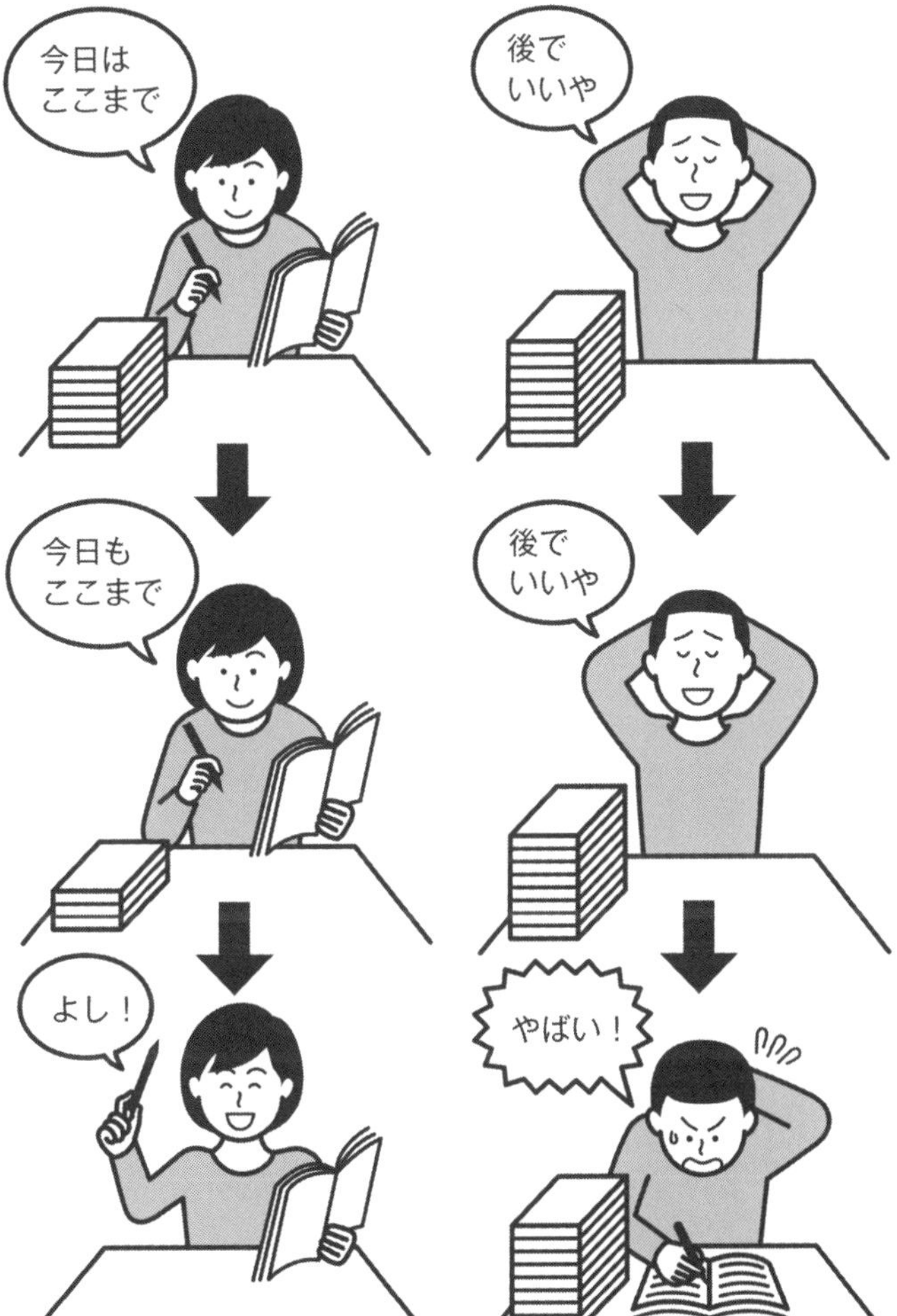

勉強は「こまぎれでもコツコツ」のほうが身につきやすい

の特徴がよく表れているといえます。

テストとテストの間に時間が空いた場合、その間に別の作業が入ります。そのとき、勉強によってインプットされた情報は脳内に蓄えられていた別の情報につながられたり、別の関係ない作業によってインプットされた情報とつながられたりして使える情報に加工されています。

つまり、入力すればすぐに勉強したことになるわけではなく、脳内での加工作業が挟まることで、「丸暗記」から「使える知識」になるのです。

1つのことを続けられない——飽きっぽさと継続力

今度は、1つことを勉強するのではなく、複数のことの勉強をするという場面で考えてみましょう。

「1つのことをじっくり勉強したほうが身につきそうな気がするのですが、そればかりやっていると飽きちゃうんですよね。だから途中で別のことに手をつけてしまうんです。

そのときの気分でコロコロ勉強内容を変えるほうが飽きずに続けられるような気もして。それに、関係ない勉強をしているときに限ってアイデアが出ることがあります。実際、どっちがいいんですかね？」

日常生活において社会人は、仕事だけでなくプライベートで勉強することもあり、1つのことだけ勉強していればよいわけではないことが多いものです。

実際のところ、「1つの勉強にくり返し取り組む」のと、「違う種類の勉強を同時進行で取り組む」のでは、どちらがより高い学習効果を得られるのでしょうか。

その実験は、文字の順番を入れ替えて別の意味の単語をつくるアナグラムを使って検証されました。後で行なうテストとまったく同じ文字列を使ったアナグラムをくり返し練習したグループと、テストとは違う文字列を使ってアナグラムをつくる練習をしたグループとに分けます。前者が同じ勉強をくり返した条件、後者が同時進行で違う勉強をしている条件、というわけです。
テストは、1つのアナグラムを30秒以内でつくり、合計50個のアナグラムをつくるまでのタイムを計るというものです。このテストは、日をまたいで3回行なわれました。

結果は、1回目のテストでは、テストと同じ文字列で練習したグループのほうが高い成績をおさめました。練習通りにやればいい成績が出た、という感じです。しかし、2回目、3回目とテストを行なうと成績は変化していき、3回目のテストでは、テストとは違う文字列で練習をしたグループのほうが、高い成績になりました。

ここでも関係するのは、ワーキングメモリの「情報を得る目的が重要」という特徴です。
テストと同じ文字列で練習すれば、その練習は「本番のテストでも同じように解答すること」が目的になります。一方で、テストと違う文字列で練習すれば、「アナグラムをつくる能力を高めること」が目的になります。

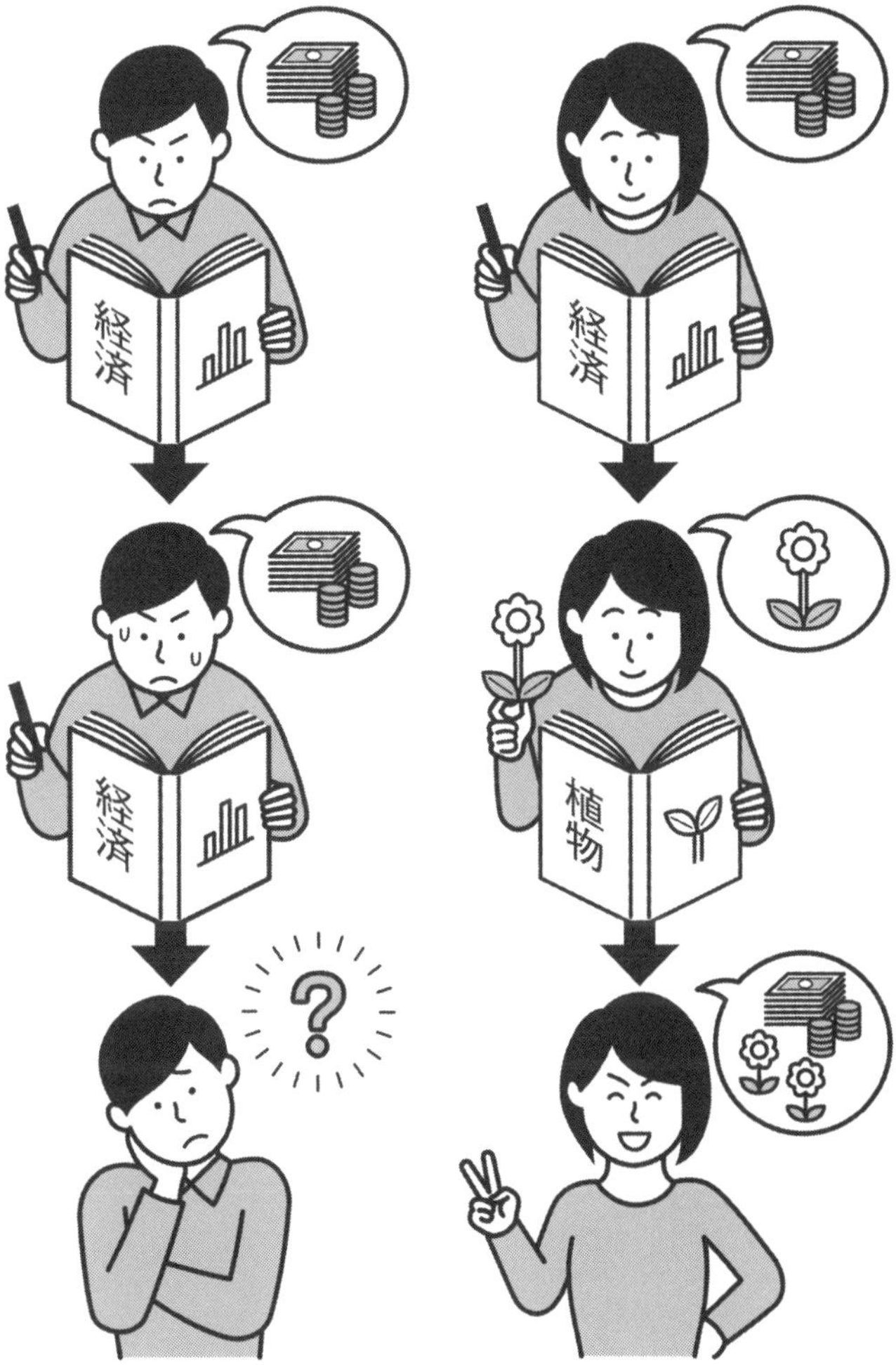

複数の同時学習で「能力そのもの」が高まる

後者では、テストはあくまでも能力向上のための手段に位置付けられる、というわけです。**テストより先の目標が設定されていることで、情報は使えるかたちに加工されている**のです。

このことを社会人の勉強に当てはめて考えてみましょう。

社会人にとってのテストは、あくまでもスキル向上のための手段です。テストを合格した後には、そのテストよりも複雑な事例をたくさん扱わなければなりません。

ということは、仕事とは無関係のことだとしても、しっかり勉強していけば、長い目で見ると仕事力が向上する、ということ。1つのことだけやっていると飽きてしまう、と悲観する必要はなく、様々な分野に挑戦したほうがよい、といえます。

日常の学習場面は一つもムダにしない。これこそが、効率のよい勉強法なのです。

効率よい学習方法のまとめ

これらをまとめてみると、忙しい中でも効率よく結果を出すコツがわかります。

◎熟読よりテストを積極的に使う
◎間違った箇所を復習したら正解だった箇所も一緒にテストをする
◎学習したら自分なりの言葉に置き換えて文章化したり他人に説明してみる
◎短時間でも複数回に分けて勉強する
◎勉強と勉強の間に別の勉強もしてみる

いかがでしょうか。どれも時間のない社会人に最適な方法だと思いませんか？

もし、過去の勉強で一夜漬けをして成功した体験があったら、今でも勉強する場面では同じ方法で臨もうとするはずです。しかし、本書を読んでいただいた今からは、過去の成功体験はさておいて、社会人バージョンの科学的な勉強法に切り替えてみましょう。**社会人は、勉強したという満足感より結果を出すことが大切です。**

「時間がないから勉強ができない」はずだった？

20代のEさんは、年に1回会社で試験があり、毎年試験勉強に不安を抱えていました。初めて外来に来たときにも、

「休日には勉強しているんですけど、本を読んでいても頭に入ってこないんです。集中力が落ちたような感じがします。ボーっとすることも多いし途中で眠くなって気づいたら横になって眠っていることも結構あります。かといって夜に勉強してみようという気が起こらずに結局だらだらして睡眠不足になってしまうんです」

と話されていました。

Eさんのそんな悩みを受けて提案したのが、**効率のいい勉強法に変えてみよう**、ということです。

まずEさんには、アウトプットの割合を増やしてもらいました。1時間勉強するとして、インプットとアウトプットの割合は、3対7くらい。本を読んでいる時間を15分から20分くらいにして、残りの40分程度をノートに書いたり、独り言をつぶやいて知識の確認をしてもらうようにしました。

2週間後、再び外来に訪れたEさんは、

「昼間に眠ることはなくなりました。勉強の仕方はいい感じだと思います。一人でぶつぶつしゃべっているのでかなり怪しい人な感じですが、しゃべっていると、『あれ？』とわからないところに気づいて、そこで本を読むようにしています。読む量も少なくて済み、集中が続く感じです」

とのことでした。

アウトプットを意識して勉強をしてもらうと、1回の勉強の時間は短くても「勉強した」と感じられるところまでできるということでした。そこで、分割して勉強するほうが長期的な知識になることをお伝えし、もし、複数の勉強しなければいけないことが出てきたら、それも制限せずに気が向くままにやってみたほうがよいことを説明しました。

すると、

「実は今、紅茶の勉強をしたいんですよ。淹《い》れ方に技法があって、上手に淹れられるようになりたいと思っていて。どうせだから資格も取ろうかなと思ったこともあったんですけど、そんなことやっている場合じゃないと思ってやめてました。

でも、勉強モードのときだったら休憩で別の勉強をしようっていう気にもなりやすいかも。やってみます」

とのことでした。


「ワークライフバランスは大事にしたいと思っていて、仕事ばっかりするような働き方はちょっと自分には無理だなと思っていました。

でも、職場ではバリバリ仕事する人も多いので、自分は今の仕事に興味が持てないから熱中できないのかなと考えていたんです。

勉強の仕方とか休日の時間の使い方を説明してもらったので、疑問に思っていたことがスッキリして、今は自分がやっていることがちゃんとかみ合っているような感じ

Eさんに合った勉強時間の割合

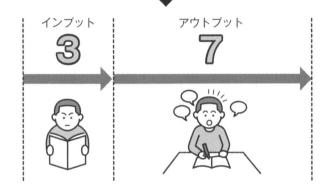

Eさんに合った勉強スタイル

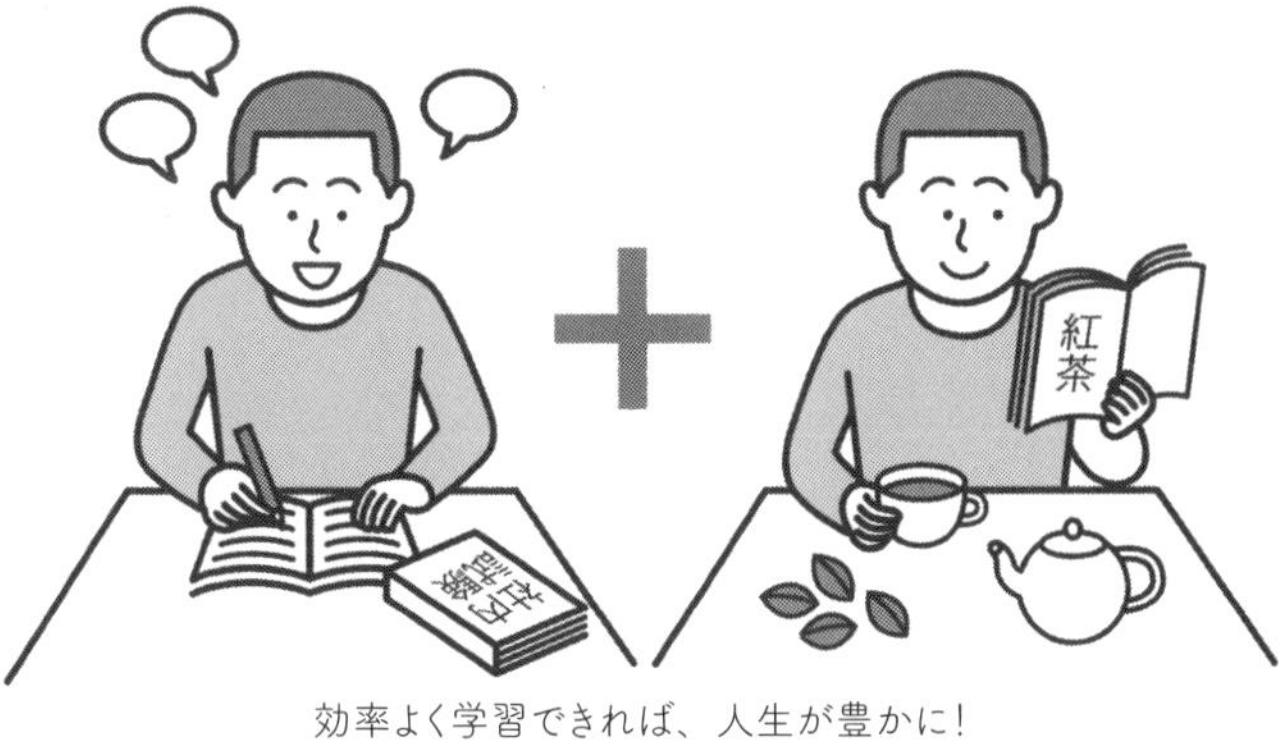

効率よく学習できれば、人生が豊かに！

がしています」

これは、Ｅさんが最後に外来にいらしたときに言っていたことです。

社会人にとって、効率よい学習法を身につけることは、タイムマネジメントやワークライフバランスといった働き方の向上に結びつくのだと改めて感じられたエピソードでした。

簡単エクササイズ

わかってもらいたいときこそ、相手にしゃべらせる

効率よい学習には、情報のインプットよりアウトプットに時間を割いたほうがよい。これは、相手に理解してもらいたいときにも応用できます。

自分の言い分を相手に伝えるとき、相手の脳には情報のインプットが行なわれています。これに時間を割いても、なかなか相手にはわかってもらえません。そこで、相手にわかってもらいたいときほど、相手にしゃべらせてアウトプットに時間を割いてもらいましょう。

優秀な営業マンは、自分からベラベラとしゃべるのではなく、相手にほとんどしゃべらせています。相手の脳にアウトプットの機会を与えるほうが、相手が効率よく理解することができ、結果的に物事を前に進めていけるのです。

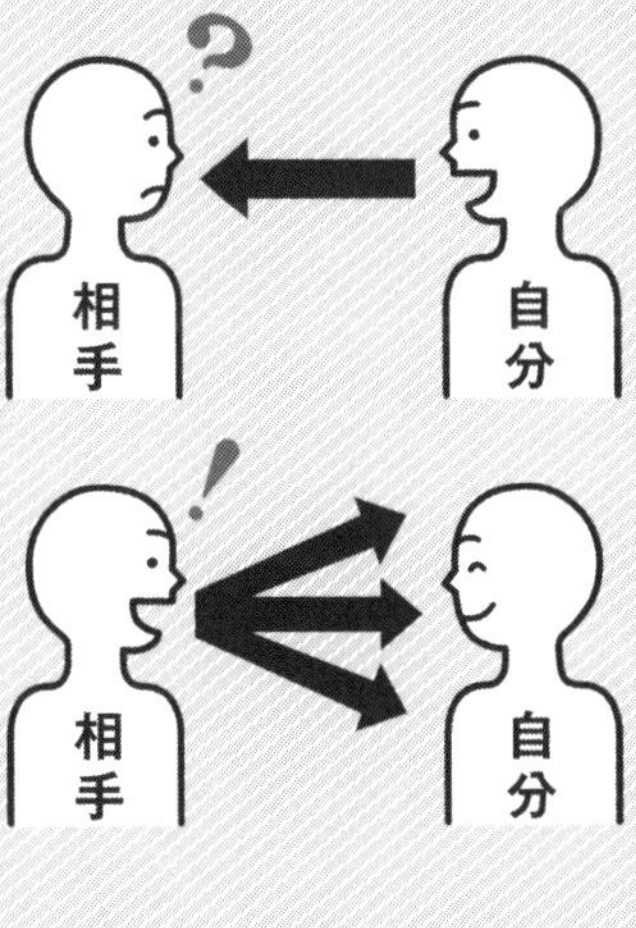

別のことを同時に学習する

運動機能を高めるときに、サーキットトレーニングが用いられることがあります。ジャンプやサイドステップ、ダッシュなどを順番にこなし、それをくり返すトレーニングです。別の要素が挟まることで、学習効率が上がります。

何かを勉強しようと思ったら、その勉強の合間に行なうもう1つの勉強を用意して、それを間に挟み込んでみましょう。疲れるまで勉強する、というやり方では、脳に負担がかかります。

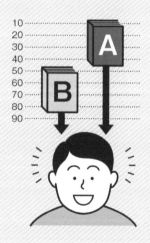

エクササイズの内容が時間で区切られるようなイメージで、1つの勉強に使う時間を設定して、時間になったら別のこと、と切り替えてみると脳に情報がスイスイ入ってくることが実感できます。

情報の組み合わせ問題をつくる

ワーキングメモリは、情報をつなぐ能力です。ものを覚えるときには、別の要素と組み合わせて問題をつくってみると、より理解を深めることができます。

たとえば、物質の名前と効用を覚えたら、適応する症状との組み合わせで問題をつくってみる。このように、つねに情報を組み合わせて自分に出題するような思考を練習していると、理解力が高まります。

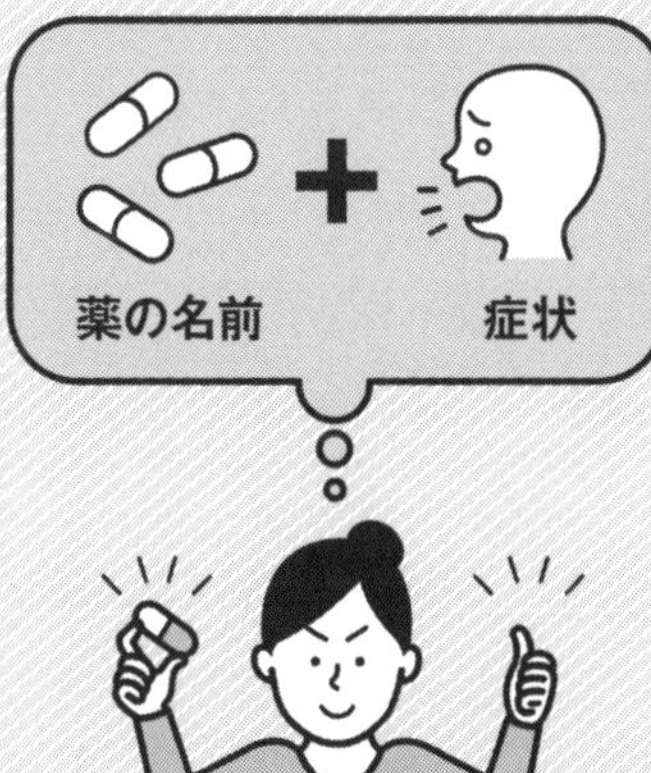

何でも野球にたとえる人の思考を真似する

最近はあまり見かけませんが、何でも野球にたとえる中年男性を参考に、あなたも、何でも自分が好きなことに置き換えて理解してみましょう。こういった人は「君の働きは野球で言うとセカンドだな」という感じで、他人からは意味がわからないようなことを言うわけですが、脳の中では自分なりに理解できていて、それを部下への理解に役立てています。一見無関係な情報をつないで使う、まさにワーキングメモリを活用しているのです。

全然関係ない話も、置き換えて理解しようとすると、脳内で情報がつながって、活きた知識になっていきます。試してみてください。

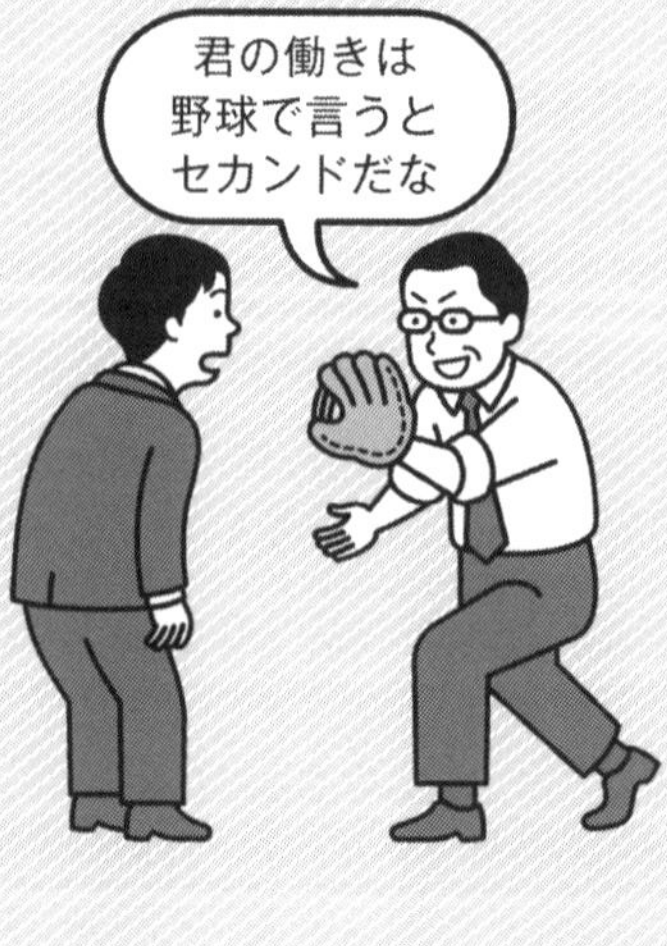

column

メタ認知の力を鍛えよう

私が作業療法士として、あるいは研修の講師として質問や相談の解決方法を提案するときに、必ず気をつけていることがあります。それは、質問や相談をした人が、

①自分の行動を客観視して、
②自分に合った方法を実験し、
③その結果から自分なりのスタンダードな方法を見出し、
④そして、その方法が正しく機能しているかをつねにチェックをできるようにすること。このように自分を客観視できるようになれば、その人はその後、大きな問題にぶつかったとしても、メンタルの不調をきたすことはなく、どんな状況にもしなやかに対応でき、決して自分らしさを見失うことがありません。

このゴールは、一言でいえば「メタ認知」です。メタとは、「高い次元の」という意味で、自分のことを1つ上の次元から観察し、操る能力です。

本書では、皆さんがこの「メタ認知」の能力をスムーズに獲得できるように、現在

までに明らかになっている医学の情報を現場のエピソードとすり合わせて、日常生活に応用するための提案をしています。

読んでいただきながら、自分のことを客観視し、実験してみようと思っていただければ幸いです。そして、行動の望ましい変化を、あなた自身や職場の習慣として定着させていってください。

5章

継続力を高め、飽きっぽさを解消する

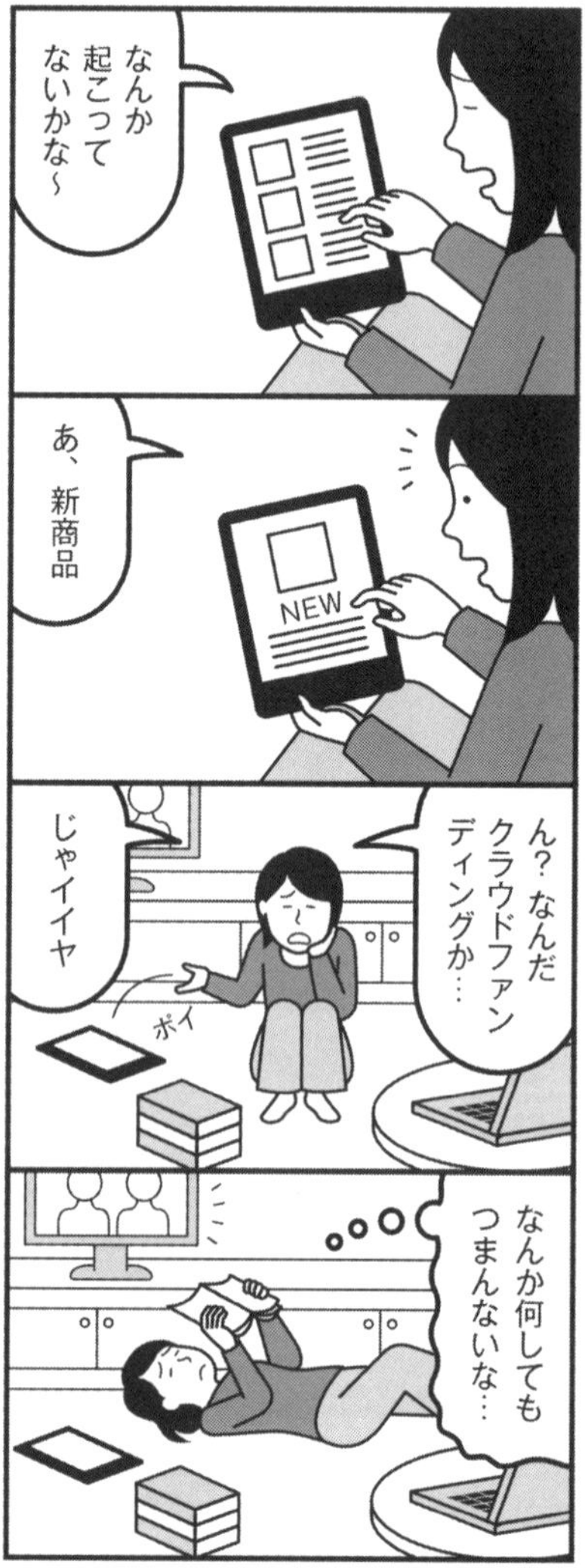
なんか起こってないかな～
あ、新商品
NEW
ん？なんだクラウドファンディングか…
じゃイイヤ
ポイ
なんか何してもつまんないな…

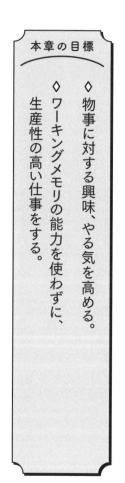

本章の目標

◇物事に対する興味、やる気を高める。

◇ワーキングメモリの能力を使わずに、生産性の高い仕事をする。

ブームや流行への高い感度が、脳の活動を低下させていた!?

ある日の外来に、

「やる気が起こらないです」

と相談にやってきたのは、40代の会社員Fさんです。Fさんは、会社に出勤する時間にはいったん目覚めるものの、そこから起き上がって会社に行く気にならず、電話をして休む、ということがしばしばあるそうです。月曜日に仕事に行けないと、3日連続で休んでしまい、週の後半にようやく出勤できるとのこと。

起きられずに会社を休んだ日は、ほとんどの時間を、スマホでネットを観て過ごすそうです。そして、

「何に対しても興味が湧かない感じです。以前は、ネットでマンガを読んでいたんで

すけど、続きが1週間後に公開、とかなると、もうそれで興味がなくなってしまいます。映画とかも観られなくなって、最初の数分観ているともう面倒くさくなるんですよね。飽きてくるっていうか」

とお話しされます。

Fさんが「興味が湧かない」と話すのには、実は理由がありました。それは、ワーキングメモリの能力が低下していたのです。

私たちが何かに興味を持って行動し、その行動で満足するという過程には、ワーキングメモリが関与しています。そして、**ワーキングメモリが低下している人ほど、行動から満足までの時間を待つことができない**ことが明らかになっています。

なぜ脳を働かせ過ぎている人ほど「飽きっぽく」なるのか

ワーキングメモリは、得た情報を既存の情報とつないで新しい価値を生み出す働き

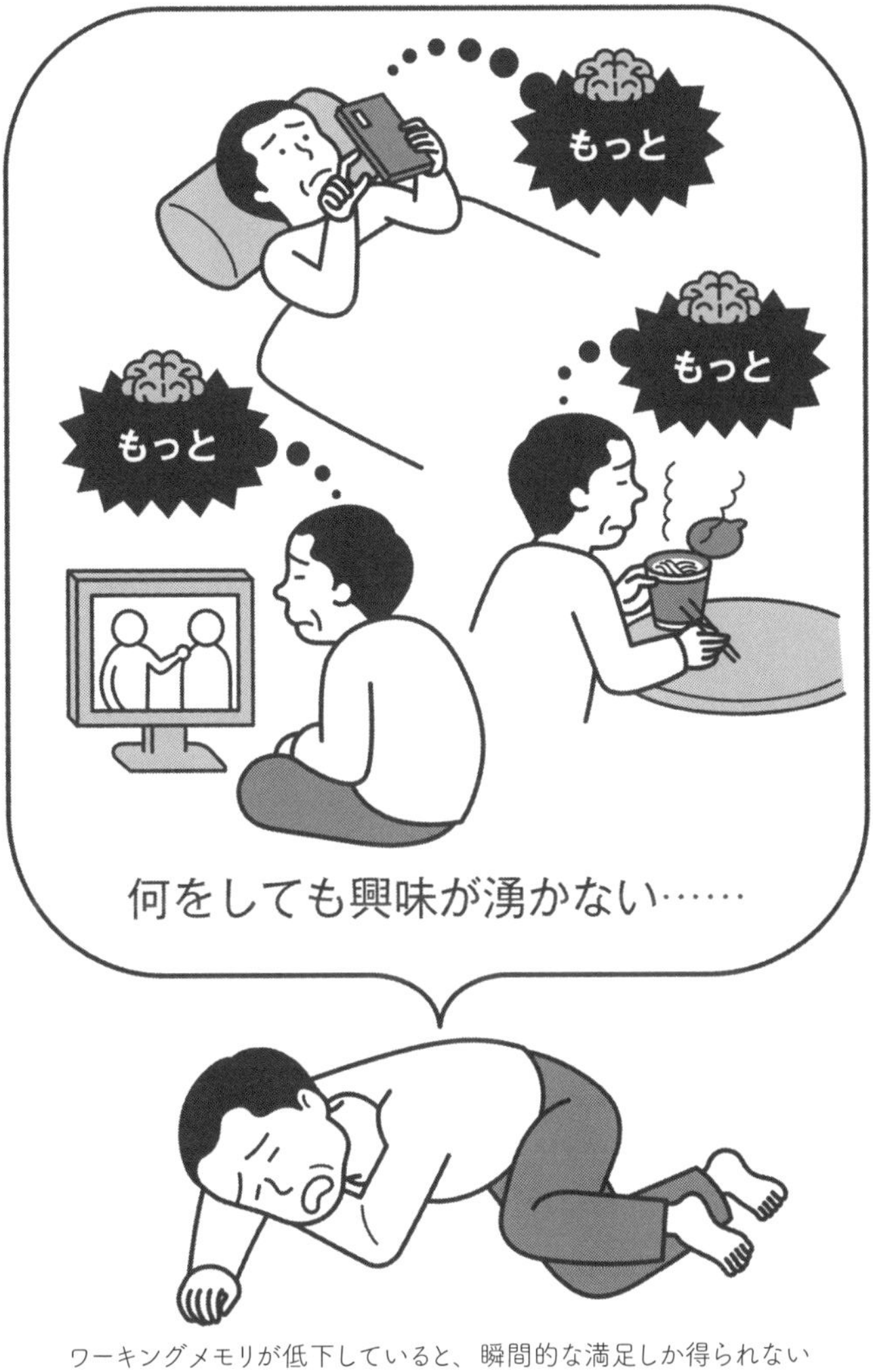

ワーキングメモリが低下していると、瞬間的な満足しか得られない

です。その働きが低下すれば、行動して得られた情報から、自分の力で新たな価値を見出すことができなくなります。つまり、行動から直接得られることだけが満足の対象になってしまい、すぐに満足を得られないことには興味がなくなってしまうのです。

今、何かの情報——とくに、その情報を得ると瞬間的に満足が得られるものではなく、一度自分の力で咀嚼《そしゃく》することで満足を得られる類いの情報——に価値を見出せるかどうかは、あなたのワーキングメモリの働きによると説明しましたが、これは逆の方向にもいえます。

ある行動をとり、満足を得るまでの時間が短くなるほど、ワーキングメモリの能力が低下することもまた、明らかになっているのです。

Ｆさんの話を、特殊な悩みだと思うでしょうか。ご自分の普段の様子をちょっと振り返ってみてください。

ネットショッピング中に、すごく手に入れたいものがあって、いざ注文しようとしたら「2〜3週間後にお届け」という表示が目に入った。すると途端に、「なんだ。じゃあダメか」と急速に興味を失った、という経験はありませんか。これはまさに、

「自分の行動から満足を得るまでの時間が待てない」という傾向です。

社会のスピードが上がったことで、欲しいものはたいてい、その日のうちに手に入るようになってきました。私たちの行動から満足までの時間は、どんどん短くなっています。

そのことに無自覚でいれば、あなた自身はもちろん、社会全体のワーキングメモリは低下していくことになります。瞬間的に満足をもたらしてくれるものに皆が飛びつき、一瞬の満足を得ては飽きて去っていくような、ブームを追い続ける状態が、社会現象的に慢性化してしまいます。

その先には、**何を手に入れてもすぐに飽きてしまって満たされることがなく、興味とやる気を失った無気力な日々が待っている**のです。

そのような恐ろしい事態を招かずに済むように、興味ややる気を持って生活していくための脳の扱い方を見ていきましょう。

「待てない脳」は神経回路も変化している

まず、満足を得られるまでの時間と脳の関係を見ていきます。得するタイミングと脳の働きを調べた実験をご紹介します。

すぐに得がある場合と、後で得がある場合では、脳の働く部位が異なります。得する条件を選択する基準に「今日」が入っている場合、つまりすぐに得する場合は、後部帯状皮質、内側前頭皮質、大脳《だいのう》基底核《きていかく》の腹側線条体《ふくそくせんじょうたい》、内側前頭眼窩《がんか》野が活発に働きました。これらの部位は、「2週間後」「1カ月後」という、後で得する場合には働きませんでした。

逆に、将来得するという場合、脳では、DLPFC、前頭眼窩野、運動前野、補足運動野、頭頂間溝が活発に働きます。本書でたびたび登場している、ワーキングメモリを担う部位が関係しています。

得することが同じ内容でも、それがすぐなのか、後なのかによって、脳内ではまったく別の情報として扱われているのです。

先ほど、満足を得るまでの時間が短くなるほどワーキングメモリが低下するとお話ししたのは、すぐに満足を得る場面ではワーキングメモリを担う部位が使われないことが由来しています。この部位が使われなければ、代わりにすぐに得をする条件で反応する部位が頻繁に働くようになります。

ワーキングメモリが低下していると、すぐに得する条件を選ぶ脳がつくられてしまうのです。

このような脳の変化が極端に起きた状態が、依存症です。

時間が経つにつれて、そのものの価値が変わっていくことを「時間割引率」といいます。時間割引率が高まるというときは、すぐ手に入ることに高い価値があると判断し、手に入るまでの時間を待てない、時間が経つと不満が募るということです。

アルコールやたばこ、薬物を摂取している場合、それらを摂取していない人に比べて、時間割引率が高まることが明らかになっています。つまり、長い間アルコールやタバコ、薬物を摂取し続けた場合、それが手に入らないとストレスや不満が募るようになるということです。

これは昔からずっと言われていることなので、何も珍しい知見ではありません。

ただ、この仕組みが、ネットやオンラインゲームによって誰にでも起こり得る身近なものになってきている、ということは見過ごせません。


私たちの脳は、取り巻く環境に適応するようにできています。脳は環境に合わせて、私たちの考え方や行動を変えていってくれますが、これは望ましい環境に対してだけ起こることではありません。

望まない環境がつくられた場合でも、脳はその環境に合わせて働きを変えてしまいます。その典型が依存症であり、**ネットショッピングやオンラインゲームもまた、脳を「待てない」状態に変化させてしまう**可能性があります。社会のスピードが加速することで、私たちのワーキングメモリは知らないうちに低下してしまうのです。

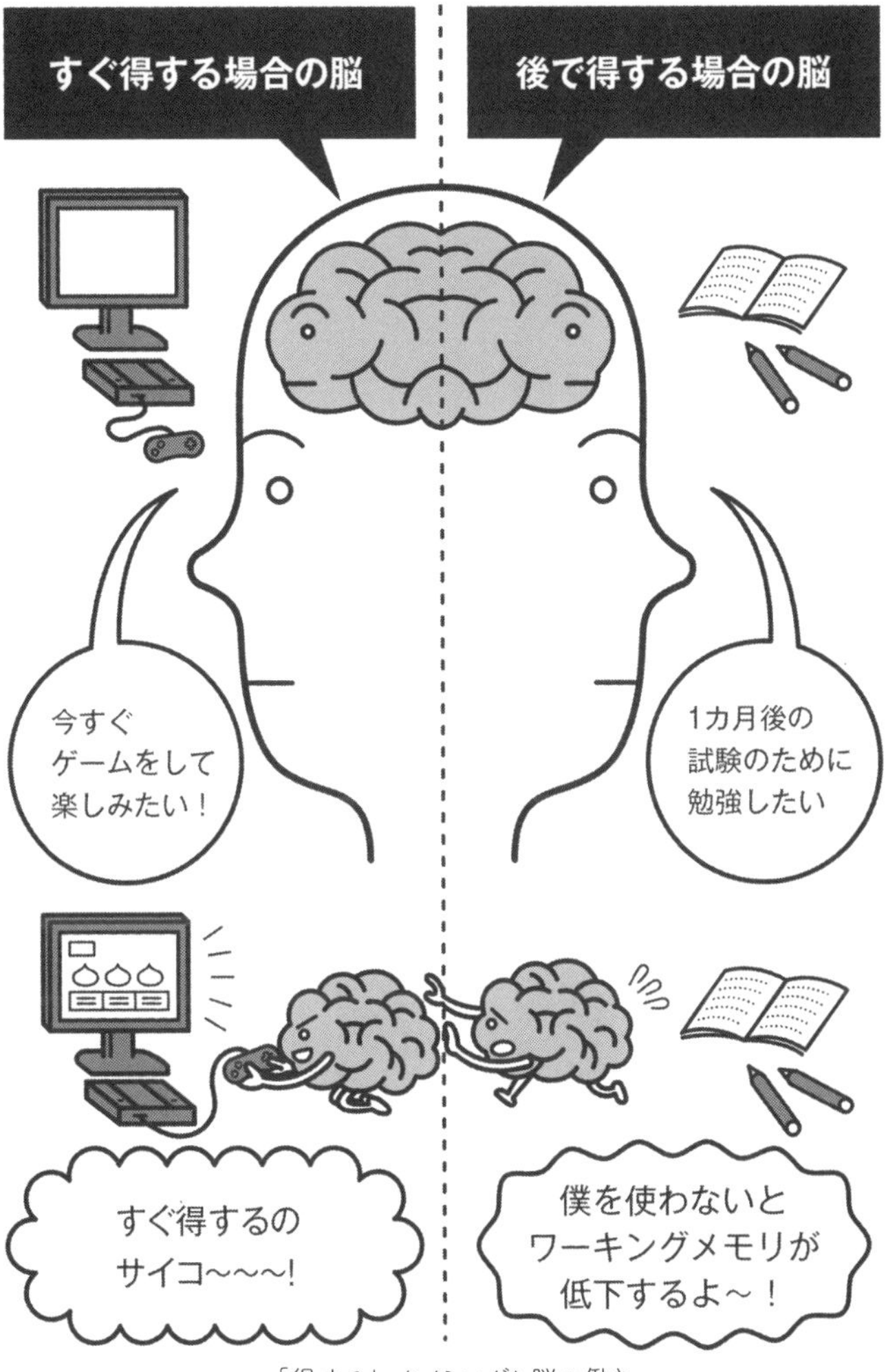

「得する」タイミングと脳の働き

ワーキングメモリを活用せずに、生産性を上げる方法

行動から満足を得るまでの時間が短くなると、ワーキングメモリは低下します。反対に、行動から満足を得るまでの時間を長くすることで、ワーキングメモリの低下を防ぐことができます。

しかし、ワーキングメモリの低下を防ぐといっても、行動から満足を得るまでの時間を延ばすために、あえて物事をアナログ化する、というのは、現実的ではありません。

たとえばメールやＬＩＮＥをやめて手紙を出すようにしましょう、とか、ネットショッピングはやめましょう、と言われても、ただ不便になるだけのように思えてしまいます。

そこでここでは逆転の発想で、社会の高速化で**ある程度、ワーキングメモリが低下してしまっても、高い生産性を発揮できる方法**を考えてみることにします。

ワーキングメモリは、今の私たちにはとても重要な機能ですが、94ページでお話ししたように、容量オーバーになるのを防ぐために機能している側面もあります。つまり、ワーキングメモリが働いている時点で、そもそも脳に負担がかかっているということです。では、その負担をかけずにやりたいことをやりたいように実行することはできないのか、というと、これができる現象があります。それが、本章で取り上げる「フロー体験」です。

フロー体験というのは、時間が経つのを忘れてしまうほど夢中になって何かに取り組むことで、自分の能力が向上したり、生活が豊かになったりする、と感じる現象です。

働く人がフロー状態を体験すると、

「朝からすぐに仕事モードに入れて、1日があっという間に感じられた。仕事が滞ったり迷うことがなく、流れるように進んだ」

というようなことを言います。あなたにもきっと、仕事中やプライベートで何かに取り組んでいるときに同じような経験があったと思います。

さて、このフロー状態のとき、ワーキングメモリはどんな働きをしているか……というと、働いていないことがわかっています。

ワーキングメモリが働かずに作業が進んでいると、行動しているのは自分なのに、「おー作業が進むなぁ」と他人ごとのように感じます。**自分の身体が勝手に動くフロー状態をつくることができれば、脳の負担を減らしつつ生産性を高めることにつながります。**

フロー体験と依存症

フロー体験は、身体が勝手に動くように作業に没頭します。ある行為に没頭するという点に注目すれば、「先ほどの依存症と同じでは？」と思われるかもしれません。

しかし、両者はまったくの別物です。フロー体験と依存症では、没頭した後の状態に大きな違いがあります。

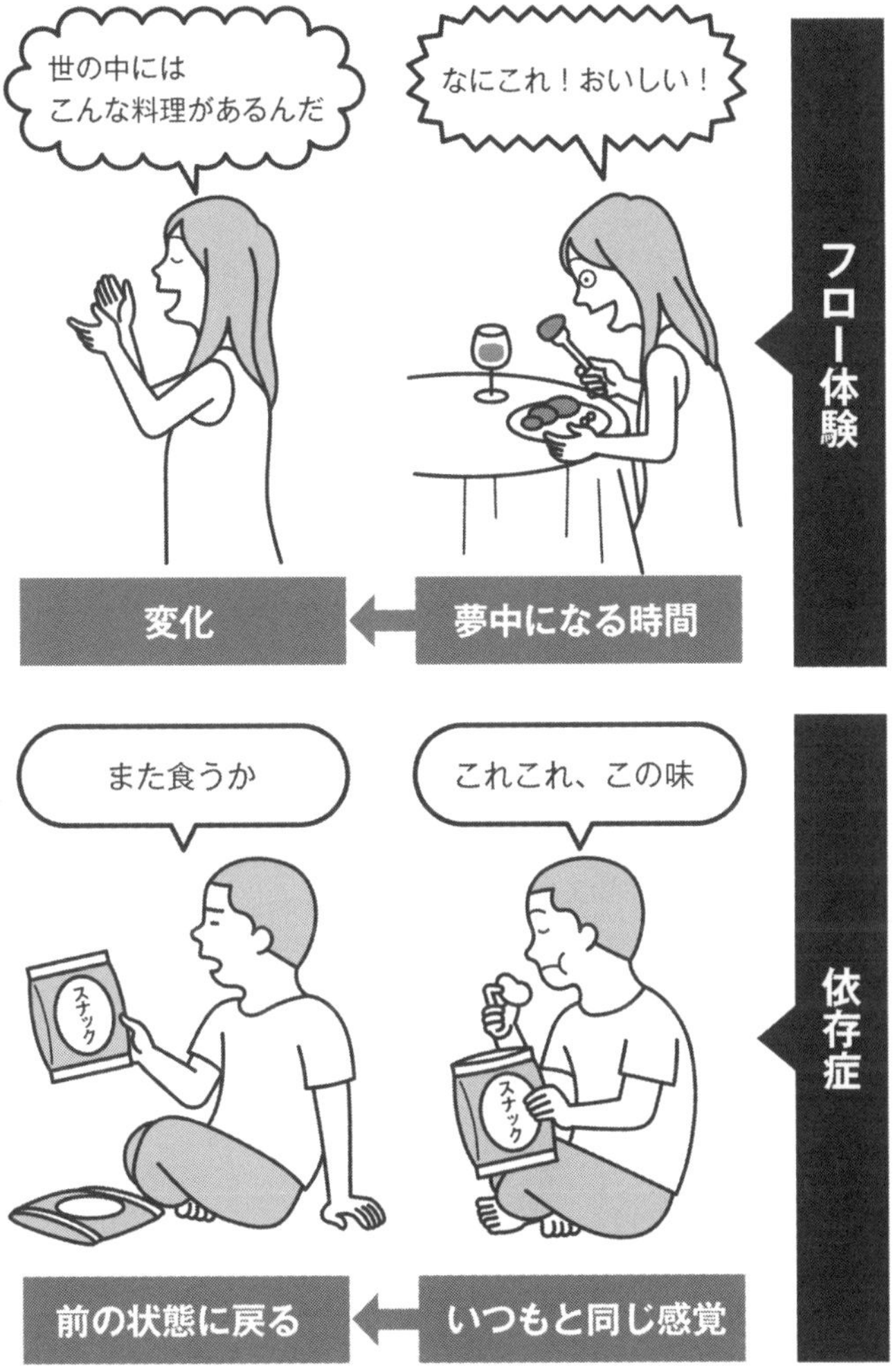
フロー体験
なにこれ！おいしい！
世の中には
こんな料理があるんだ
夢中になる時間
変化
依存症
これこれ、この味
また食うか
スナック
スナック
いつもと同じ感覚
前の状態に戻る

フロー体験と依存症

依存症では、同じ行動をくり返し、同じ感覚を得ています。

それに対してフロー体験は、その体験中にこれまでは感じられなかった新しい感覚を得たり、以降はその新しい体験を振り返ったり追体験できたり、というような、**自分の意識の大きな変化**をもたらします。

この違いは、食欲を例にするとわかりやすいと思います。

スナック菓子やカップ麺など、たまに無性に食べたくなることがありますよね。そういうときにそれらを食べて、

「あー満たされた」

となる場合は、食べたときの感覚はいつも同じで、食べきった後はまた食べる前の状態に戻るだけです。これが、依存症に類似した感覚です。

それに対して、これまで経験したことのない素晴らしい料理を口にした場合、自分の中でその食べ物の概念自体が変わったり、味覚や嗅覚といった感覚が新しく開発されることがあります。

そんなときは、夢中になって食べるのですが、食べることを通して新しい感覚が得られ、食べ終えた後には、食べる前の自分とは違う状態になっています。

フロー状態は、自分を一段高い次元に成長させることができるのです。

フロー状態に入るための4つの条件

では、フロー状態を体験するにはどうすればよいのでしょうか。フロー体験は、

「夢中になっていてその間のことを覚えていない」

というほど極度なものでなくても、

「面白い話を聞いていて時間があっという間だった」

というような、日常的に感じる短時間のものもあります。これは、マイクロフロー と呼ばれています。

マイクロフローも含めると、私たちは日常的にフロー状態を体験しているわけですが、それはおそらく、偶然もたらされたものだと思います。

そこで、フロー状態を体験するのに必要なポイントを知っておき、再現できる可能性を高めておきましょう。

①眠くない

フロー体験は、**眠気が少ないときに生じやすい**ことが明らかになっています。仮眠後や高照度（1万ルクス以上）の光を浴びた後に、フロー体験が増えるのです。

たとえば、「○分後に起きる」と頭の中で3回唱えて意図的に仮眠をとる計画仮眠をしている人は、その後の作業中に、フロー体験の一部である「自己効力感（作業が自分の思うようにできている感覚）」が高くなります。

また、強い光を見ることで、ぼんやりした頭がスッキリし、仕事に集中できることがあります。以前、会計事務所の繁忙期に高照度の光を浴びてもらう実験をしました。会計事務所は、年度末にとても忙しくなり極度な睡眠不足になります。そこで、出勤したらデスクで高照度の光を浴びてもらったところ、仕事中の眠気が減り、仕事が流れるようにするフロー状態の体験が増えました。

仮眠や光の効果は確認されているものの、眠くない状態で作業に臨むには、当然、夜間の睡眠の量と質が確保されていることが大切です。良質な睡眠を得ることを重視すれば、フロー状態も体験しやすくなります。

②明確な目標があり、その実現のために必要なフィードバックがある

仕事中と休暇中では、どちらがより多くのフロー状態を体験できるかを調べた研究があります。

この研究では、参加者にベルが渡され、1週間の期間中に毎日無作為に8回ベルが鳴り、その時間に何をしていてどんな気分だったかを記録してもらったそうです。またその際に、どのくらい挑戦していると感じるか、どのくらいの能力が用いられていると感じるかを10段階で評価してもらっています。

挑戦と能力発揮の度合いを記録し、その週の平均をとって、その平均以上になっているときにその人はフロー状態にあると推定したところ、全体の33%がフロー状態にありました。これには、極度のフローではなく、日常的に感じるマイクロフロー状態

も含まれています。

そして、そのフロー状態になっているのはどんな場面だったかというと、休暇中ではなく**仕事中がほとんどだった**という結果でした。

フロー状態になるには、**目標（売り上げアップなど）が明確で、その目標達成に必要なフィードバックがあること**が重要です。

仕事では、たいていの場合、自分が行なった作業に対して、上司やクライアントから何らかのフィードバックがあります。つまり、自分の作業がうまくいっているかうまくいっていないかが、直接的に伝わりやすい設定です。

一方、休暇中の活動では、目標やそれに対する評価は自ら見出さないといけません。かなり高い意識で作業を上達させようと臨まなければならないので、休暇中にはフロー状態を体験しにくいのです。

③やらされているのではなく、自ら能動的に行動する

先ほどの研究では、フロー状態を体験しやすかった人とそうでない人とが分かれま

した。経営者や管理職は、事務職や工場で働く人より、仕事中にフロー状態になることが多かったのです。

経営者や管理職は、自分の裁量でプロジェクトを動かすことができます。そのため、仕事をやらされている、という感覚より、自ら取り組んでいるという感覚が強くなります。フロー状態になるには、**その作業に能動的に取り組むこと**が重要な要素なのです。

同様に、作業を行なう動機が金銭的な報酬だけでは、フロー状態は起こりにくいことも明らかになっています。

なぜその作業に取り組むのか、という問いを自らに投げかけ、金銭報酬などの目先の目的ではなく、自分のミッションを設定してみましょう。

④やりたいことでなくても、人のために行動して達成できる目標ならOK

最後のポイントは、フロー状態を体験するには自分の夢や高い目標が定まっていなくても大丈夫、ということです。このポイントは、③に対して逆説的に感じるかもしれません。

しかし実際、先ほどの研究で、参加者に無作為なタイミングで、「何か他のことをしたいと思っていましたか？」という問いかけをしたところ、「はい」という回答は、休暇中よりも仕事中に多く、そのこととフロー状態になっているかどうかは関係ありませんでした。つまり、**仕事中に、「いい天気だからキャンプに行きたいなぁ」と思っていても、フロー状態にはなれる**ということです。

仕事中に「他のことをしたいと思う」ということは、共感する方も多いと思います。仕事は人生を豊かにしますが、社会的な義務や経済的な理由で「しなければならないこと」でもあり、いつも自分の目的のために行動するわけにはいきません。お客さんや会社、社会の目的にために行動することがとても多いものです。

たとえばある企業に研修に行ったときにも、エンジニアの方が、「世の中的にも自分としてもこの方法のほうがいいのは明らかなのに、別の方法でシステムを組まなければならないときにフラストレーションを感じる」と話していました。このエンジニアの方のように、会社の目的や仕事上の義務が自分の考えに合わないことは珍しくありません。自分の意志に明らかに反する行動がストレスになること、そしてストレスがフロー状態を減らしてしまうこともまた事実です。

そこで、「他のことをしたい」と思いつつ、義務を果たすことができる目標設定を目指しましょう。ポイントは、人の目標達成を手伝うことです。

「仕事に飽きているから、やる気が出ない」はずだった？

「人の目標を達成することでフロー状態に入る」。その具体的な例として、ここではGさんを紹介します。

Gさん（30代エンジニア）は、仕事によるストレスから集中力ややる気が低下してきたことを心配して相談しに来ました。

「仕事中には休みのことばかり考えてしまいます。単純な処理作業も多いので、別に仕事には支障をきたさないんですけど、やる気にもならなくて。

じゃあ休日が充実しているかと言われると、いざ休みになったら何もする気にならなくてだらだら過ごしてしまいます」

とお話しされました。

職場では、働き方改革で在宅勤務の日も多くなり、出勤しても帰宅時間は早くなったので家にいる時間が増えたそうですが、それが逆に、仕事も休みも充実しなくなりそうで心配、ということでした。

Gさんは、目標設定が重要、ということを職場の面談や自己啓発書などで見聞きしていて、高い目標を設定しなければならない、と考えていました。ただ、「この先自分が成し遂げたいことは何か」と言われても、なかなか考えが浮かばずにいたそうです。

フロー体験についてお話しすると、

「たしかに、もともと設計は好きなので、作業が進んでいるときは時間を忘れてやってしまいますね。そういうときは、もっと知りたいこととかも出てきます」

と、仕事中にフロー状態を体験しているようでした。そこで、より仕事の生産性に焦点を当てて、フロー状態を体験しやすい目標設定を考えてきてもらうことになりました。

ポイントは、「他人の目標を果たすことでついでに自分の目標も達成できる」という目標を設定することです。

2週間後に再度外来に来たGさんは、

「実は今、転職を考えています。先週から転職活動をし始めたんですけど、そうしたら逆に今の仕事が面白くなってきて。同僚がやっているプロジェクトを積極的に手伝ってみようかと。

自分は法人に対するサービスはあんまりやったことがなかったので、経験しておけば転職にも有利になると思って」

と話されました。また、転職活動で帰宅は遅くなり就寝時間は遅くなっていましたが、それによる疲労の様子はなく、朝起きてからすぐに行動するようになっていたので、やる気のなさは改善してきたようです。

「必要なことは教えてもらったので、後は自分でやってみようと思います。困ったら相談に来ます。他人の目標を自分の目標にしてしまうっていうのは、自分にはいいみたいです」

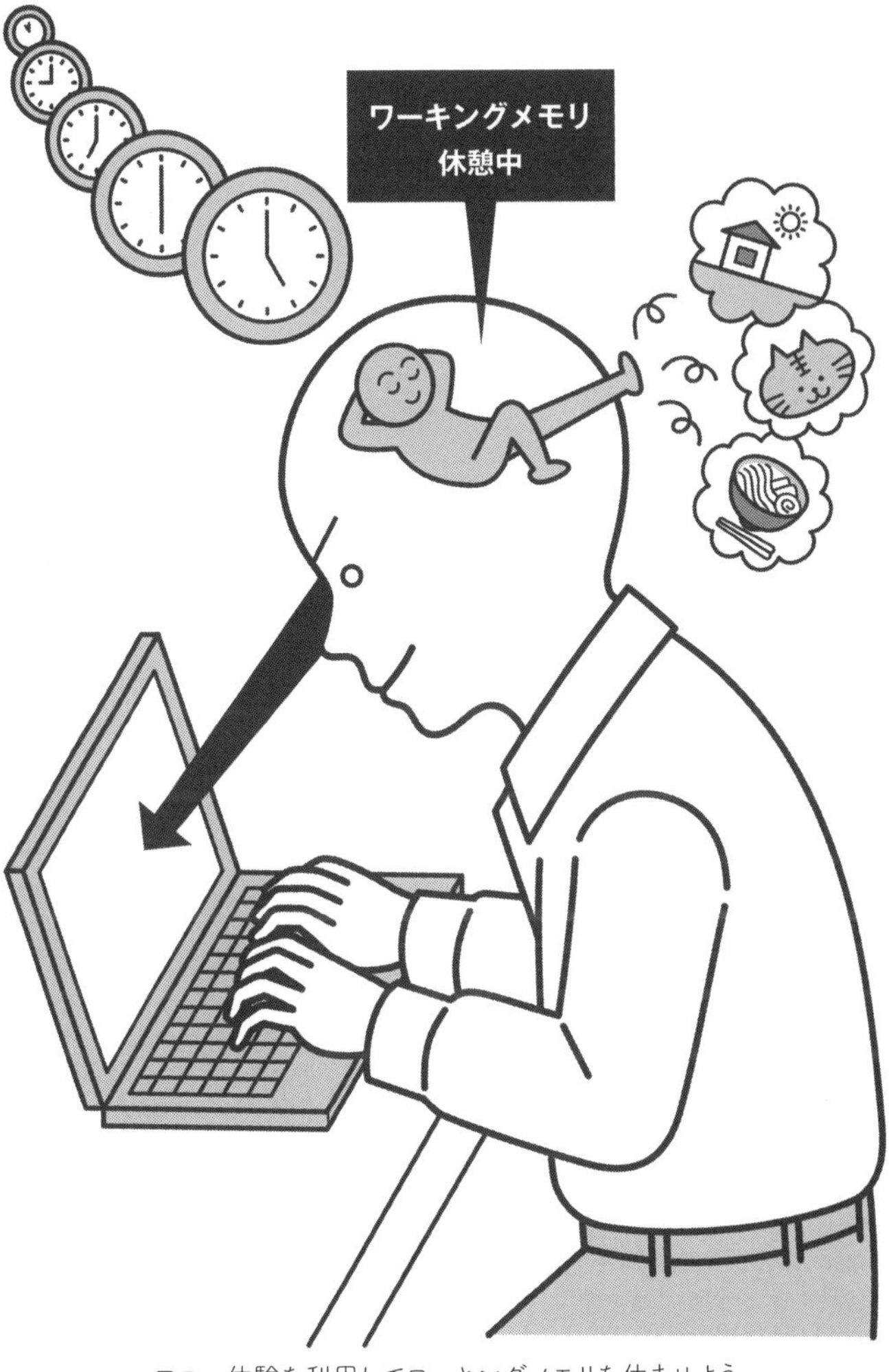

フロー体験を利用してワーキングメモリを休ませよう

と、Gさんは帰っていきました。

本章でご紹介した4つのポイントを参考にフロー状態が起こる確率を高めてみると、Gさんのように、現状に飽きてやる気が出ない状態から脱却できます。

社会のスピードはこれからますます加速し、行動と満足の間隔はより短くなっていくでしょう。とくに娯楽や消費行動では、ワーキングメモリが使われなくなっていくことは避けられないと思います。ただ、その環境に合わせて私たちまで無関心、無気力になる必要はありません。

フロー体験を再現して、超スピードの社会からワーキングメモリを守っていきましょう。

簡単エクササイズ

アウトカムをつねに設定する

フロー体験を得るには、課題が達成される見通しが立っていることが役立ちます。ただ課題を行なうのではなく、どうなったら達成したことになるのか（アウトカム）を設定しましょう。

アウトカムはどんなことでもOKです。たとえば「30分間、資料をつくる」という時間の区切りでも効果があり、この場合は、内容にはこだわらず、とにかく30分間中断せずに資料がつくれれば達成です。

アイデアを5つ出す、3人に話しかける、という感じで、自分の作業の達成基準に数字を入れると設定しやすくなります。

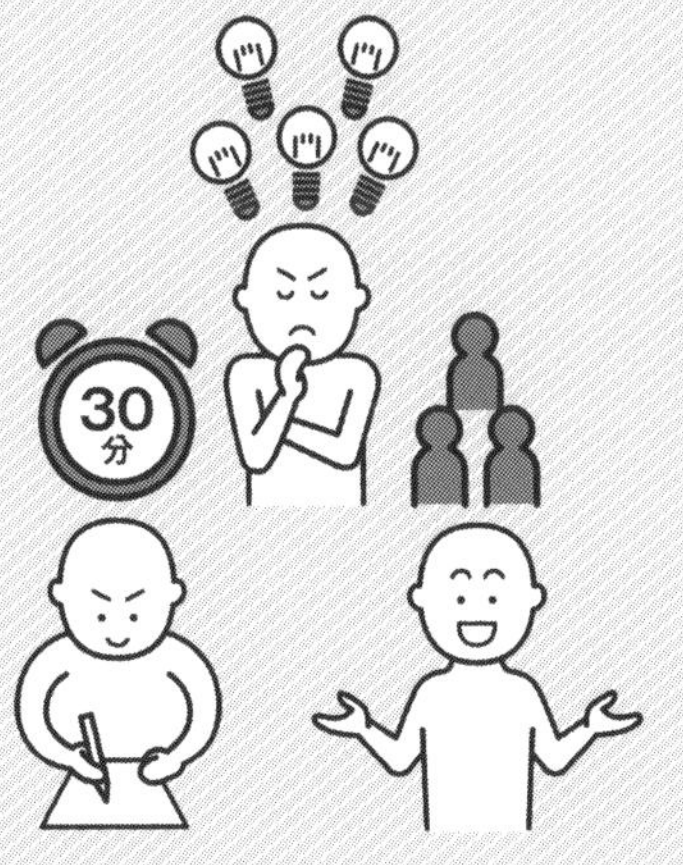

睡眠コアタイムを増やす

フロー状態が起こりやすくするために睡眠不足を防ぎ、昼間の眠気を感じにくくするには、「睡眠のコアタイム（1週間、毎日必ず眠っている時間帯）」を増やしてみましょう。

週末には夜中の3時から翌朝11時まで眠る。平日は夜12時から翌朝6時まで眠るという人の場合、睡眠のコアタイムは3時から6時の3時間しかありません。睡眠のコアタイムが短いと、いくら週末に睡眠時間をかせいでも、昼間に眠くなってしまいます。

週末に睡眠時間が増やせるならば、できるだけ普段の睡眠の時間帯に重ねて眠り、30分でもコアタイムを増やしてみましょう。

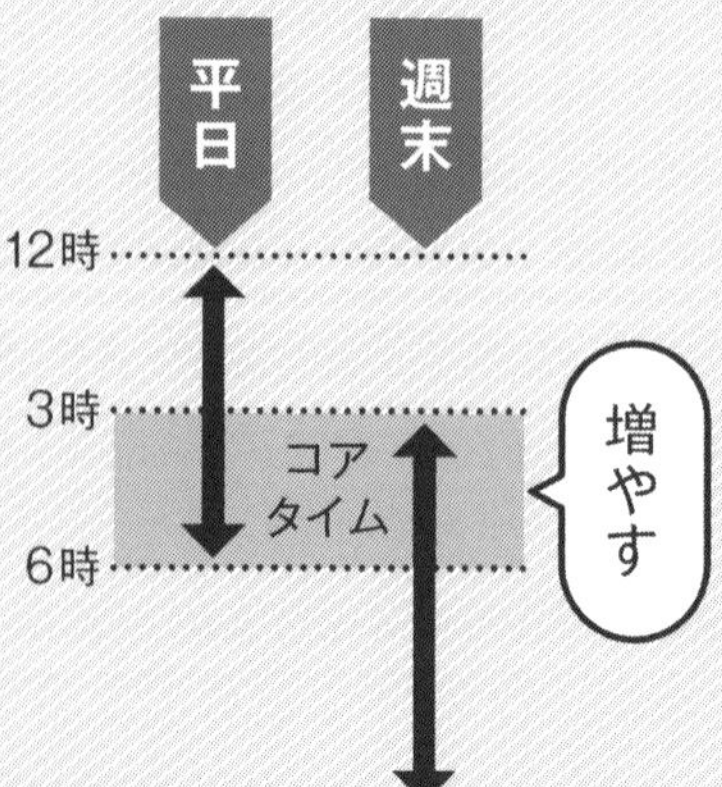

目的を手段に変えてみる

フロー状態は、目的そのものに対しては起こりにくい性質があります。

たとえば、

「部屋を片付けないと」

と思っているときは、片付けが流れるように進むようなフロー状態は体験しにくいものです。一方で、

「気持ちをスッキリさせたくて思い切ってものを捨てた」

というときは、フロー状態を体験することが多くなります。

片付けやダイエット、ぐっすり眠ることなど、それが「目的」になってしまうと、重苦しく出口が見えない問題になってしまいます。

フロー状態は、その作業を楽しんでいることが必要です。そのために、目的だと思い込んでいたことを手段に変えてみてください。

睡眠外来でも、眠ることが目的になっていた不眠症の患者さんが、「山登りに行くために」「家事をするために」よりよく眠る、と設定できると、「眠ることが楽しくなってきた」と話され、よく眠るための行動が続けやすくなります。

目的としてとらえていたときには重大なことに感じ、「できなかったらどうしよう」などと不安になってしまうことも、別の目的を達成するための手段だと思えたとたんに、自然にできてしまう。フロー状態のこの効果は、日常の様々なことをスムーズにしてくれるでしょう。

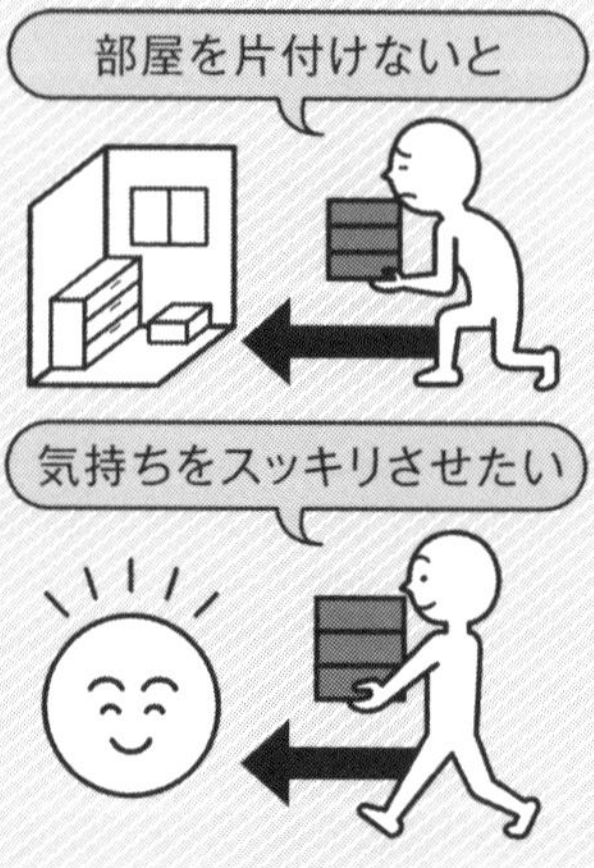
部屋を片付けないと
気持ちをスッキリさせたい

6章

「後悔しない、よい選択」を脳にさせる方法

本章の目標

◊自分の選択に自信を持つ。

◊脳を、的確に価値判断ができ、よりよいものを選べる状態に整える。

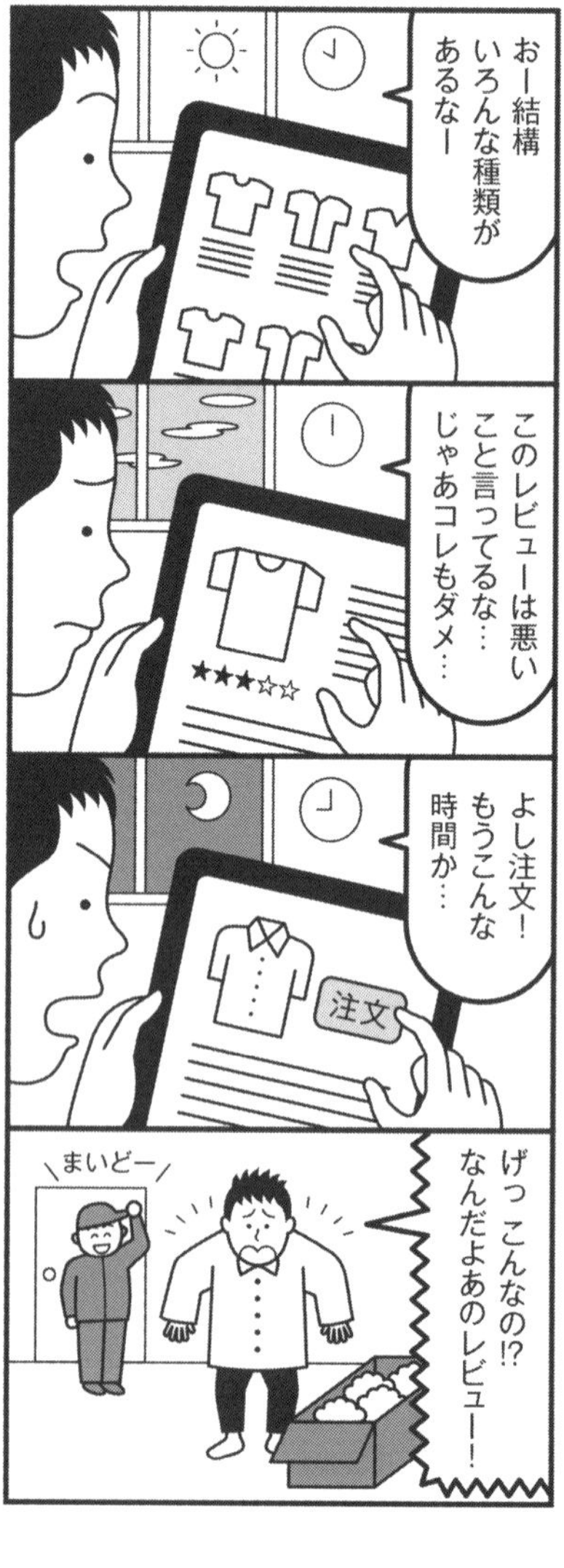
おー結構
いろんな種類が
あるなー
このレビューは悪い
こと言ってるな…
じゃあコレもダメ…
よし注文！
もうこんな
時間か…
注文
まいどー
げっ こんなの⁉
なんだよあのレビューー！

なぜ、どんな選択をしても満足も納得もできないのか

「ものを買うにしても店を選ぶにしても、失敗したくないので口コミを調べるんですが、見れば見るほど悩んでしまって、決めることができないんです。

結局決めるには決めるんですが、決めた瞬間から、『やっぱりあっちのほうがよかったのかな。失敗したかな』と思ってしまい、納得して選べて満足を得るということがありません」

このような、**「選べない」「自分の選択に納得ができない」**という相談は、最近多く寄せられています。情報は豊富になっているのに、どうして多くの方は、うまく行動の選択ができない、と感じてしまうのでしょうか。

SNSをはじめとしたメディア情報は、より速く、より個人的に変わってきています。これによって、自分が正しいと思っていた情報がいつ覆《くつがえ》るかわからない世の中になっています。

たとえば、「おいしい」と思ったらその食品には農薬が使われていた。今度はオーガニック食品を選んだら、その需要が高まったせいで生産地の自然が破壊されているという話を聞いた。環境保護の寄付がついた商品を買ったら好きな味ではなかった……。このように、**自分が「これが正解だ」と思って選択したものが、違う側面から見ると「正解」ではなくなってしまい、自分の判断基準が覆される**経験は、あなたにもありませんか？

自分の選択の正解がコロコロ変わる世の中。これが、「選べない」「納得ができない」原因だと考えられます。

課題の正解がコロコロ変わると、私たちの脳はどのように働くのでしょうか。それがわかれば、今の時代を迷わずに進んでいくことができそうです。

変わり続ける「正解」と脳の動揺

同じように「何かを決めた」と感じている場合でも、自分の選択に「正解」がある場合と、「正解」がない場合では、脳の働き方が異なります。

「正解がある場合」というのは、ある1つの選択肢が他の選択肢よりもよい結果をもたらす課題です。

たとえば、あなたはある会社の社員だとします。あなたは、勤勉に働くか怠けるかを選択することができます（あるいは、雇い主が見ているときだけ勤勉に働くという選択肢もあります）が、このような状況に対しては、

「一般的にはこうするだろう」
「こうするほうがいいだろう」

といわれる行動があります。その「一般的にはよい」とされる選択肢が、この場合の「正解」となります。

正解のあるなしによる脳の働きを調べた研究では、このような正解がある課題に取り組むときは、ワーキングメモリを担うＤＬＰＦＣが働いていました。

このとき脳は、予測した状況と求める結果を照らし合わせ、より正解に近づけるように判断しています。つまりこの例では、

「怠けるのは雇い主に怒られるから悪いこと」

と予測し、その状況を避けるための行動を選択するわけです。


一方で、「正解がない場合」とは、自分が正解を決めなければならない課題を指します。「一般的にはこうするのがよいだろう」という基準のないことについての意思決定を求められているということです。

たとえば、お金を受け取った際にその使い方は様々です。「慈善団体に匿名で寄付する」、または「寄付しないで自分のものにする」など、見方によってはどちらも正解になり得るため、絶対的な正解はありません。

このような、正解のない課題についての意思決定には、正解がある場合のＤＬＰＦＣの働きは使えません。

そもそも正解がないわけですから、どんな決定をしても誰にも怒られません。そして、避けるべき行動が何かもわかりません。これが、私たちが今置かれている、情報が氾濫《はんらん》した社会です。**見方がいろいろあり過ぎて、判断基準も一概には決められないので、自分で考えて正解をつくらなければなりません。**

そんな状況で脳は何をしているのか、というと、他の情報と比較するＡＣＣが働いています。序章で、ＤＬＰＦＣは芸能人でＡＣＣはマネージャーにたとえられる、とお話ししました。私たちには、**情報を比較してその中から自分なりの「正解」を見出すマネジメント能力が求められている**のです。

「正解を自分でつくらなければならない」プレッシャー

私は以前、企業の健康づくりの一環で企画された森林セラピーに、解説者として同行しました。そこで、参加者の一人であるＨさん（30代）は、こんなことを話していました。

「私は一度何かを始めるととことん突き詰めるタイプで、調べていくと次々疑問が出てきて、結局どうすればいいのかわからなくなって何も前に進んでないっていうか、そんな感じなんです。

くだらないことなんですけど、たとえばランチの店を選ぶのとかでも失敗したくないっていうか、さんざん考えて結局がっかりみたいなことのくり返しです」

これはどうやら、正解のない課題に対する悩みのようです。

そんなHさんは、森林セラピーに参加すると、用意されているだろう「目的地」に向かって足早に歩いていってしまいます。自然を感じることが目的のプログラムなので実際のところは「目的地」などないのですが、そんなことはお構いなしです。さらに、

「ここは何が有名なんですか？」

と周囲の人に質問ばかりしていて、つねに「有名な○○を体験した」という「正解」を探そうとしています。

また、しきりにスマホで写真を撮ってSNSにアップしています。これは無自覚に、

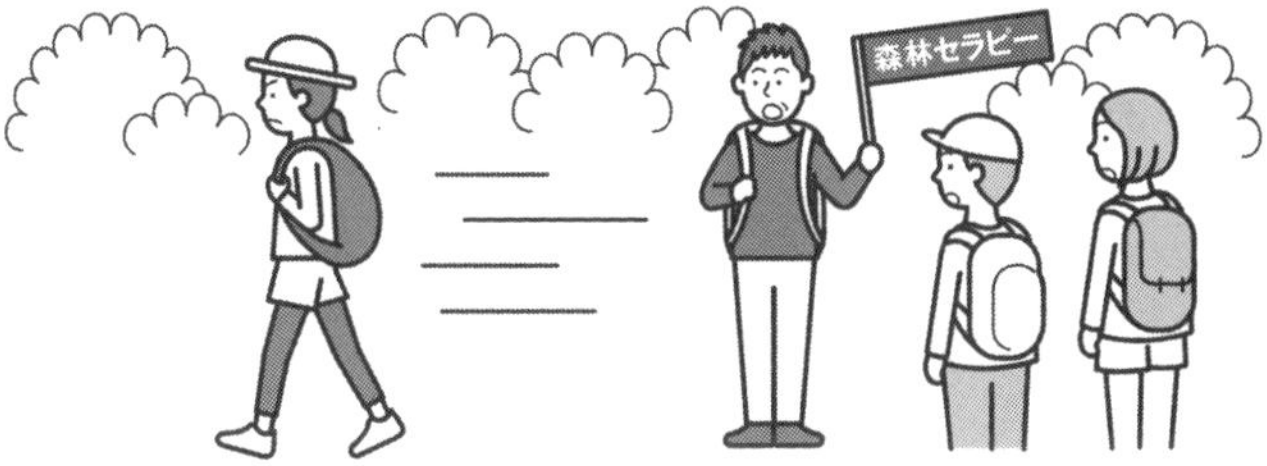

1 森林セラピーに参加したHさん。
目的地に向かって足早に向かう。

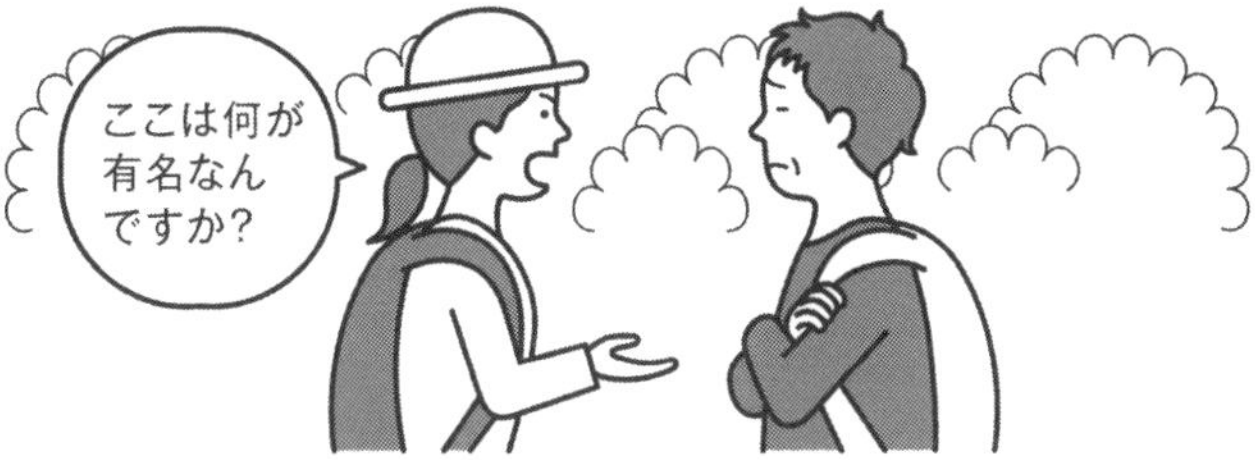

2 「ここは何が有名なんですか?」と、
正解を探そうとするHさん。

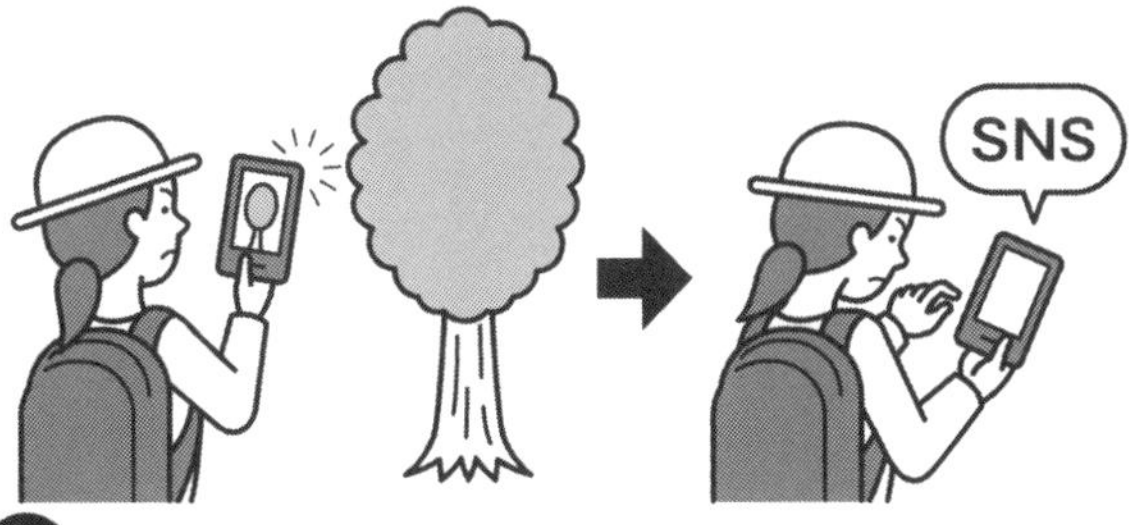

3 しきりにスマホで写真を撮り、SNSにアップするHさん。

「正解探し」に終始していませんか?

「□□で有名な○○を体験した」と、正解がある課題を他人に用意して、あなたも体験して正解を確認しましょう、と投げかける行為です。

Hさんの行動をどう思いますか？

森林セラピーの意図が全然理解できていない、とあきれるでしょうか。普段のあなたなら、同じ場面でどのようにふるまうでしょうか。

Hさんのように**正解を他者に求めてしまったら、自分の選択に満足が得られなくなってしまいます。**この思考は、たとえ森林のように正解のない環境に身を置いても、それだけでは変えられないのです。そこには、その環境に何の目的で臨むか、何を得ようとするかを生み出す力が必要です。

体験がともなわない感覚の共有で、脳の混乱はさらに深まる

インターネットは、情報の共有ではなく、感覚を共有する段階に発展してきていま

す。さらに今後は視覚や聴覚だけでなく、触覚や嗅覚、味覚もデジタル化されて、実際にそのものに接触していなくても、それらの感覚体験をすることができるようになるでしょう。

先ほどの森林セラピーのような体験も、3D画像に合わせて匂いや歩いたときの地面の感触を共有することができるようになっていくかもしれません。

その技術の進歩はめざましいものがありますが、一方でこの方向の進歩では、私たちが自分の選択に自信が持てない、という問題の解決は望めません。

自分の選択に満足するには、**イベントやその環境を体験することは、目的ではなく、自分なりの正解を生み出す手段である**と位置づける必要があるのです。

脳はどうやって正解をつくっているのか

正解がない物事に対して自分で正解をつくる力をつけるには、**目の前の体験を、目**

的でなく手段としてとらえる、という思考のトレーニングが必要です。

これがどうして重要なのかを知るために、脳が正解を失う現象を紹介します。

手には何も異常がないのに、自分の手を「自分の手ではない」と感じてしまう、「身体失認」という現象です。これは、脳が、「これが自分の身体だ」という正解を失ってしまうことで起こります。

私が患者さんの手を持って動かしても、患者さんは自分の手が動いているとは思いません。手の感覚には異常がないので、動かされているという情報は脳に送られているのですが、脳の側の問題でこの情報が消されて、この手は自分の手だ、というごく当たり前の正解を失っているのです。


脳が、正解（この身体は自分の身体だ）を見つけるには、ただ単に身体の存在を感じているだけではなく、「思い通りに動いている」という感覚が必要です。

私たちの身体の動きは、脳の命令によって生じます。そのとき脳は、その命令情報の計画書のようなものを基に、実際の運動と命令情報を照合していきます。そのタイミングがぴったり合っているときに、「思い通りに動いている」と感じます。この

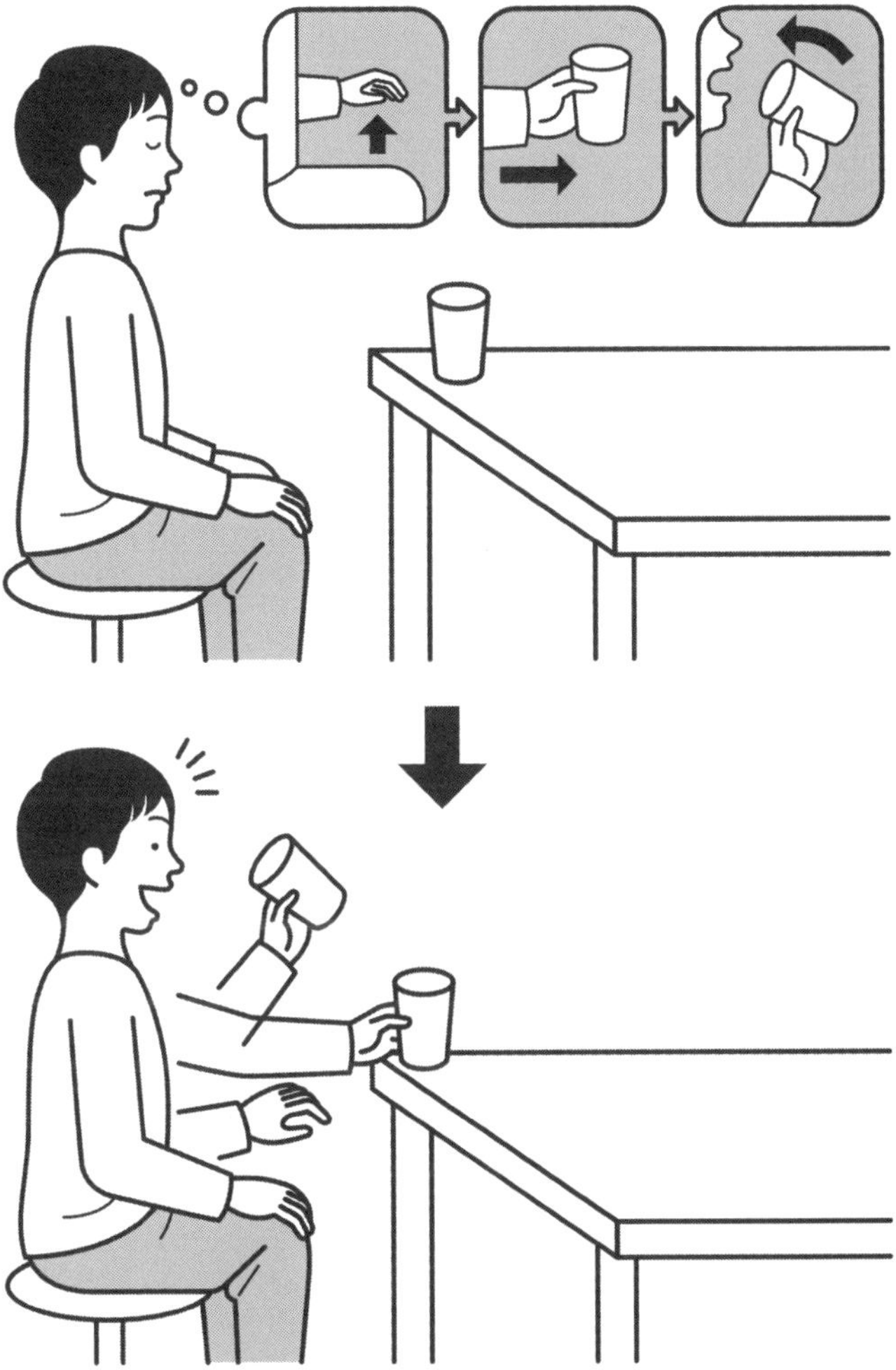

「思い通り」の感覚で脳の状態を整えよう

「思い通り」が、脳にとっての正解なのです。

治療では、患者さん自身に「思い通り」の動きを細かくイメージしてもらい、実際に動かした後で、どこがイメージと違ったのかを詳しく話してもらいます。イメージと実際の動きをぴったり合わせるポイントは、単純な手の動きではなく、手を動かす目的をつくること。たとえば、コップを取って飲み物を飲むという目的ができたら、「思い通り」がイメージでき、飲めたらその動きが正解、ということです。

自分で自分の正解を生み出したときは、自分の行動に不安などは感じません。

口コミや名所の情報など、人に用意された正解を目指していては、『思い通り』に行動できた！」という満足は得られません。

「そのものは、どんな生活を実現するために選ぶのか」

選択の先にある「思い通り」のイメージを詳細に描いてから行動することで、「いい選択をした」という満足が得られるようになるでしょう。

「対話をしている」つもりで、結局、自分の価値観を押し付けているだけだった？

自分の選択に自信が持てない、という問題を、仕事場面からも見てみましょう。

Iさん（40代）は、新規の企画をつくる部署に所属しています。新しいことを生み出す仕事なのですが、ゼロから生み出すというよりは、最近はもっぱら既存のサービスを少し変えて提供する企画になっているようです。

「発想が既存のサービスを流用することにとどまっていると感じています。先入観を取っ払って議論してみようとしているんですけど、どうも進展がなくて。データを分析していってても出てくる結果は、何か当たり障《さわ》りない感じで、出口が見えず悶々《もんもん》としています」

そこで、正解のない課題に取り組む際の脳の働きについて説明すると、他者に正解を求めがちになってしまうという話に対して、

「それはあるかもしれません。専門家の意見を聞きに行くのですが、専門家によって意見が違うので、何が本当なのかわからなくなってしまうんです。

自分たちで企画をつくるはずが、専門家に正解を言ってもらいに回ることになっているかもしれません」

とお話しされました。正解のない意思決定には、断定や先入観がないように、自分の考えをもう一人の自分が俯瞰して見るメタ認知が役立ちます。そこで、会話でメタ認知をつくる方法を試してもらいました。

普段の会話に、次の5つの質問を混ぜてみると、自分と相手の脳にメタ認知をつくることができます。

この方法では、「最近、○○をしました」という話に対して、

①確認する質問「それはどんなふうにやるんですか？」

②考えさせる質問「もし○○ならどうなるんですか？」
③焦点化する質問「もうちょっと○○について教えてください」
④発展させる質問「それはどんなことに役立ちそうですか？」
⑤メタ認知を促す質問「それを通してどんなことがわかりましたか？」
と問いかけていきます。

研修で、Iさんのチームにこの会話を試してもらうと、最初はなかなか質問することに慣れず苦労しているようでした。しかし、質問者と回答者を入れ替えて何度か練習してみると徐々にスムーズに質問できるようになっていきました。

Iさんは、

「普段議論を重ねている相手ですけど、話を聞いてみると知らないことばかりでした。会話が自然に発展していく感じがします。話をしたこと自体にも充実感がありました」

とお話しされました。

クリエイティブの芽を摘みがちな、こんな相槌にご用心！

普段の会話で、相手の話に対して「なるほど」「それは違うだろう」という言葉で返していると、自分の「正解」を相手に押し付けてしまい、相手もあなたの「正解」を外さないように話そうとしてしまいます。これでは、新しい考えは生み出せません。

まずは、**相手の話に「なるほど」という言葉を使わない**ようにしてみてください。きっと、相手の考えを断定的に判断してしまっていたことに気づけるはずです。

先入観を持たずに会話ができると、脳はＡＣＣの働きで、情報を比べて自分の目的に有意義なものを選別していきます。こうして決めた行動には、明確でなくても自分なりの意図や目的が感じられているので、「本当にこれで合っているのかなぁ」という不安や不満は少なくなるのです。

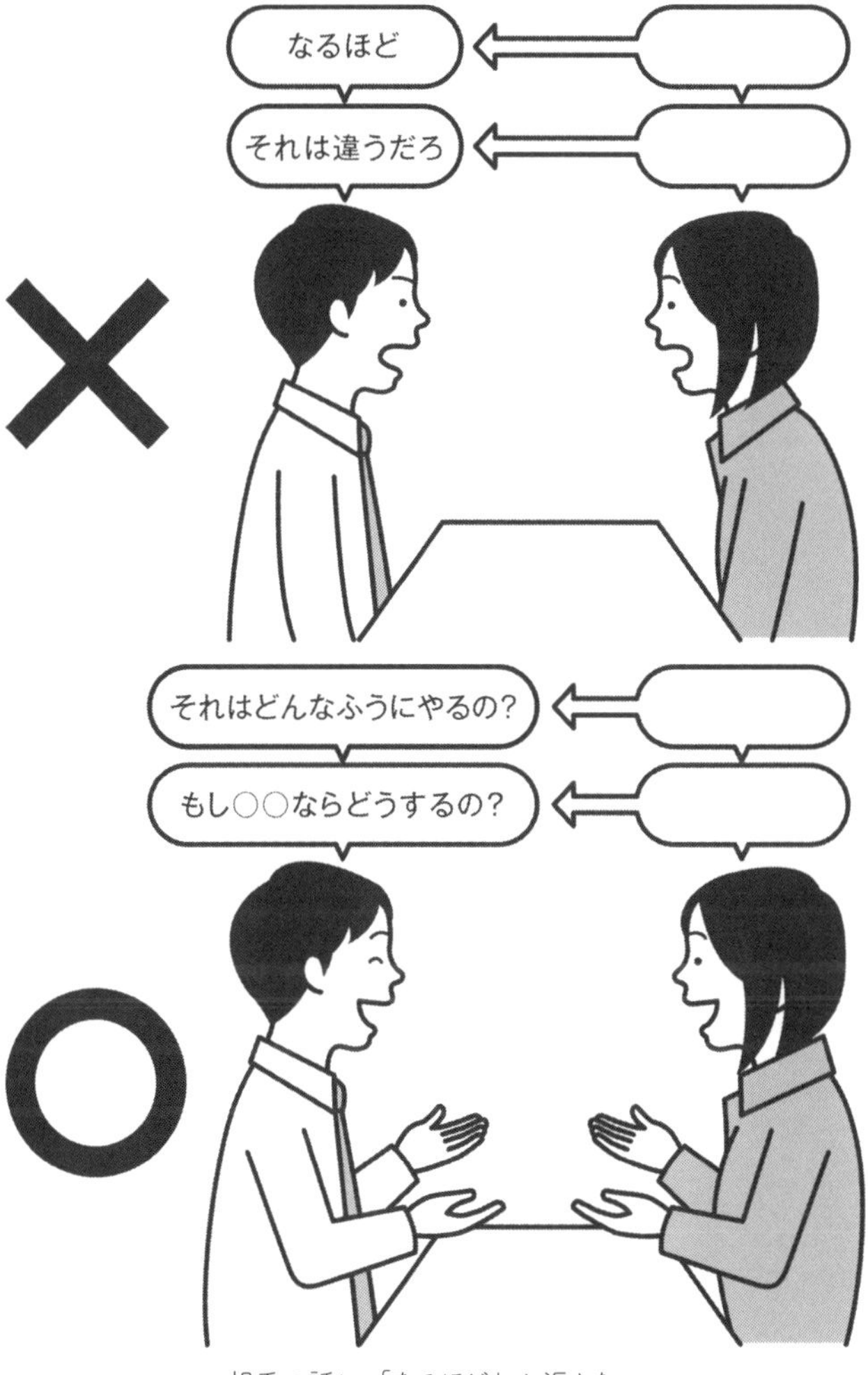
なるほど
それは違うだろ
それはどんなふうにやるの?
もし○○ならどうするの?

相手の話に「なるほど」と返さない

簡単エクササイズ

解説なしで「自分で見方を見つける」

正解のない課題の意思決定は、絵画や詩などのアート鑑賞や生き物の観察によって鍛えることができます。

解説を読まずに、絵画や詩から自分の意見をつくってみましょう。また、動物園や水族館で生き物を見るときも、解説やイベントを見ずに、自分で観察してみましょう。

たとえば美術館に行って絵画を見る際に、解説を見て、その通りに作品を見るだけでは、用意された正解を確認しているだけです。

でも、本来私たちは、解説によって「正解」を教わらなくても、自分なりの視点で見ることができるはずです。情報の正解を確認しないことをあえて意識してみましょう。

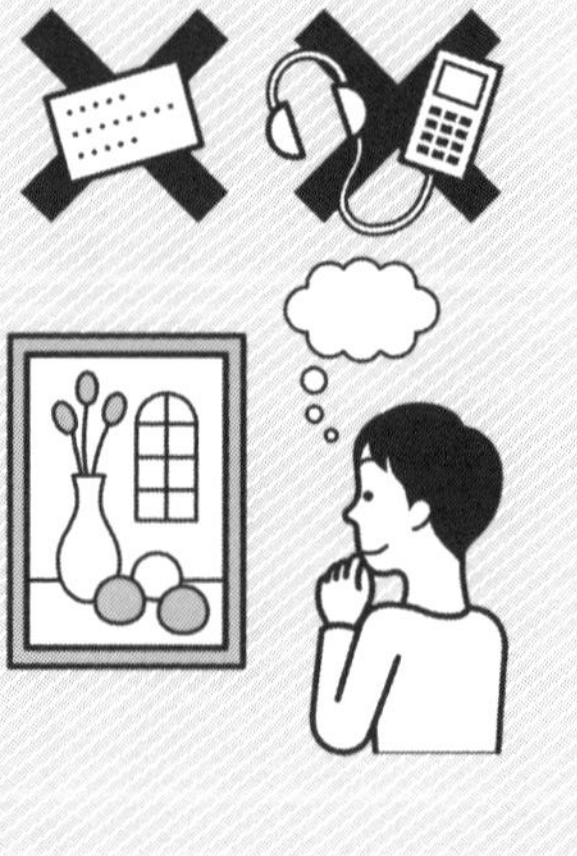

暗闇を見る体験

停電をして真っ暗になったら、普段何も考えずにできていたことができなくなり、何をするにも考えて工夫しなければいけなくなります。視覚はとても影響力が強い感覚なので、その分、先入観も生まれやすいものなのです。

そこで、ここではあえて真っ暗にして音や手触りの感覚を楽しんでみましょう。「こんなふうに感じるんだ。面白い」と思えたら、それが、正解のない課題から自分なりの正解を生み出したということです。

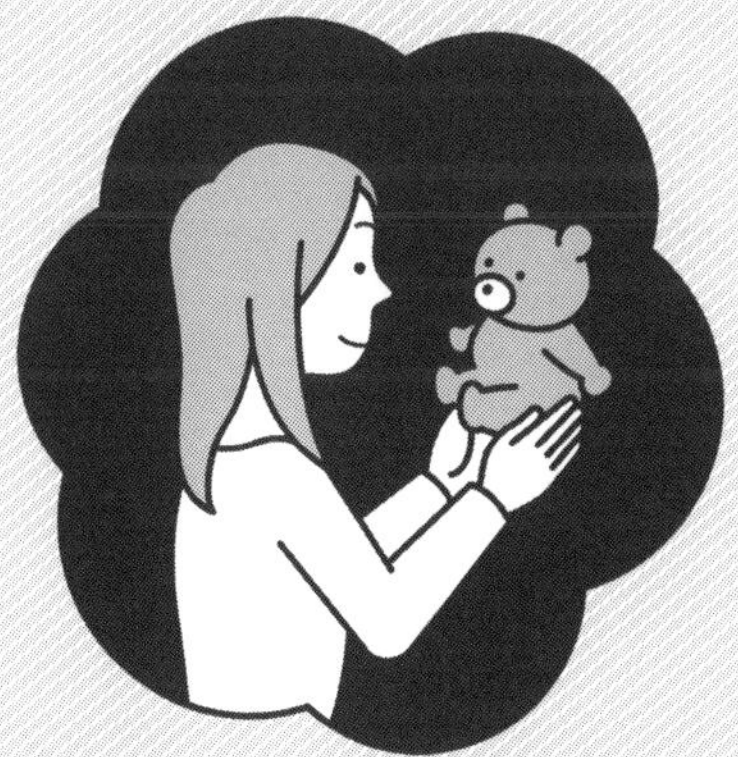

1つのものから2つ以上の使い道を考える

生活が便利になっていくほど、用意された正解の通りに生活していく場面が多くなります。他人がつくった「これ便利でしょ」という正解ではなく、自分なりに使い方をアレンジしてみましょう。1つのものから2つ以上の使い道を生み出すことができれば、「この使い方、いいな」という満足が得られるはずです。

リアルなものだけでなく、ネット情報やアプリも同様です。たとえば「口コミを見る」という行為についても、「口コミから商品を選ぶときの新しい注意点を学ぶ」などの自分なりの使い方を生み出してみましょう。自分なりの目的を持つことで、情報への接し方も変わっていくはずです。

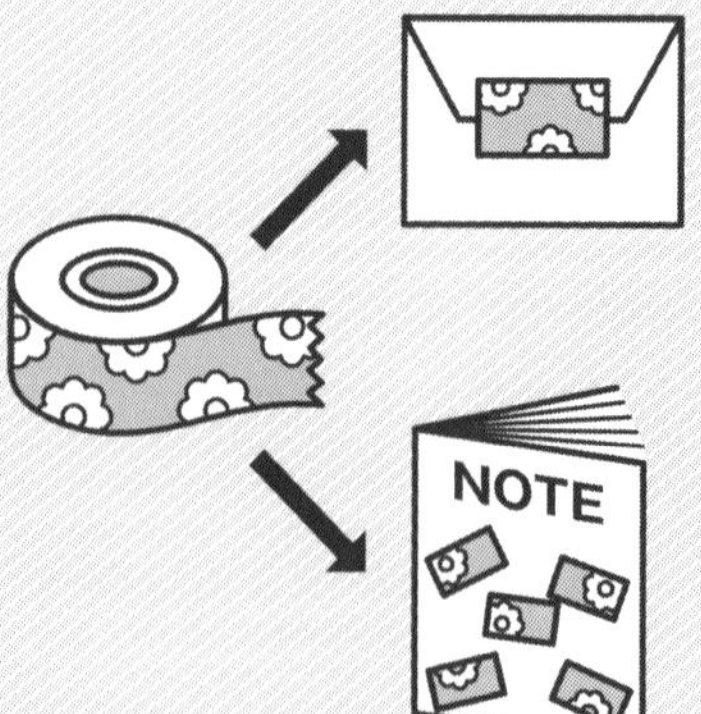

参考文献

- Kaufman,A.S: WAIS-III IQs, Horn's theory, and generational changes from young adulthood to old age. Intelligence. 2001 ; 29 : 131-167.
- D'Argembeau A, et al.: Frequency , characteristics and functions of future-oriented thoughts in daily life. Applied Cognitive Psychology 2011; 25 (1) : 96 - 103.
- Kvavilashvili L, et al.: Is time-based prospective remembering mediated by self-initiated rehearsals? Role of incidental cues, ongoing activity, age, and motivation. Journal of Experimental Psychology: General. 2007 ; 136 : 112-132.
- Karpicke JD, et al.: The critical importance of retrieval for learning. Science 2008 ; 319 : 966-968.
- Karpicke JD, et al.: Retrieval practice produces more learning than elaborative studying with concept mapping. Science 2011 ; 331: 772-775.
- Litman L, et al.: Distributed learning enhances relational memory consolidation. Learn Mem 2008 ; 15 : 711-716.
- Goode MK, et al.: Superiority of variable to repeated practice in transfer on anagram solution. Psychon Bull Rev 2008 ; 15 : 662-666.
- Fleming SM, et al.: Relating introspective accuracy to individual differences in brain structure. Science 2010 ; 329 : 1541-1543.
- Kaida K, et al.: The relationship between flow, sleepiness and cognitive performance: the effects of short afternoon nap and bright light exposure. Ind Health 2012 ; 50 : 189-196.
- Moll J, et al.: Human fronto-mesolimbic networks guide decisions about charitable donation. Proceedings of the National Academy of Sciences of the United States of America 2006 ; 103 : 15623-15628.

菅原洋平（すがわら・ようへい）

作業療法士。ユークロニア株式会社代表。

1978年、青森県生まれ。国際医療福祉大学卒業後、作業療法士免許取得。

民間病院精神科勤務後、国立病院機構にて脳のリハビリテーションに従事。その後、脳の機能を活かした人材開発を行なうビジネスプランをもとに、ユークロニア株式会社を設立。現在、ベスリクリニック（東京都千代田区）で外来を担当する傍ら、企業研修を全国で展開し、その活動はテレビや雑誌などでも注目を集める。

著書には、本シリーズの第1巻で10万部を突破した『すぐやる！「行動力」を高める“科学的な”方法』の他、『あなたの人生を変える睡眠の法則』（自由国民社、13万部突破）など、多数がある。

本書では、自分の頭の働きを高める方法を、身体と脳のしくみに基づいて紹介。仕事や日常生活で役立つメソッドの実践によって、頭が冴える・仕事がサクサク進む・思い込みや見落としが格段に減る・判断力が高まるなどの効果を得ることができる。

http://activesleep.net

超　すぐやる！
「仕事の処理速度」を上げる“科学的な”方法

2019年 8月27日　第1刷発行

著　者———菅原洋平
イラスト———白井 匠
デザイン———mika
校正・校閲——文字工房燦光
発行者———山本周嗣
発行所———株式会社 文響社
〒105-0001　東京都港区虎ノ門2-2-5　共同通信会館9F
ホームページ　http://bunkyosha.com
お問い合わせ　info@bunkyosha.com
印刷・製本——中央精版印刷株式会社

本書の全部または一部を無断で複写（コピー）することは、著作権法上の例外を除いて禁じられています。
購入者以外の第三者による本書のいかなる電子複製も一切認められておりません。定価はカバーに表示してあります。
©2019 by Yohei Sugawara　ISBNコード：978-4-86651-134-4　Printed in Japan
この本に関するご意見・ご感想をお寄せいただく場合は、郵送またはメール（info@bunkyosha.com）にてお送りください。